LA SANTÉ A TOUT LE MONDE

LA

MÉDECINE DU PEUPLE

INDISPENSABLE

POUR CONSERVER LA SANTÉ, SE PRÉSERVER ET GUÉRIR DES MALADIES
ET POUR VIVRE LONGTEMPS

MISE A LA PORTÉE DE TOUT LE MONDE

ET DE TOUTES LES BOURSES

PAR

FRANÇOIS LESCURE

Campagnac, auscitain

AUCH

IMPRIMERIE ET LITHOGRAPHIE G. FOIX

1884

MES CHERS LECTEURS, MES CHÈRES LECTRICES,

J'ai écrit ce livre pour apprendre à conserver la santé, à se préserver et guérir des maladies et à vivre longtemps; dans les cas les plus ordinaires, à se passer du médecin ou à faire ce que l'on doit en attendant son arrivée. Je l'ai écrit pour être utile à tout le monde, mais principalement pour les classes laborieuses, pauvres ou éloignées des secours. Ce livre est composé presque tout entier de procédés, de formules et de découvertes des sommités médicales; au nom de l'humanité, merci à ces médecins bienfaiteurs! à eux revient tout l'honneur, tout le mérite et une éternelle reconnaissance!!! On trouvera aussi dans cet ouvrage quelques conseils puisés dans mon petit savoir. Chaque année paraîtra une édition de ce volume, augmentée des nouvelles découvertes médicales; pour le plus grand et le plus cher de tous les biens, dans l'intérêt général, pour la conservation de la santé, en un mot, il est nécessaire que ce livre indispensable soit renouvelé chaque année.

À tous, présents et à venir, salut! au lecteur et à la lectrice, salut! au peuple, santé. Paix à tous, et vive qui la protège!!!...

FRANÇOIS LESCURE,

Propriétaire à SAINTES, près Auch (Gers).

Abcès. — Poche, ampoule rouge, noire ou bleue, remplie de pus ou d'eau, causée par l'introduction dans les chairs d'une épingle, d'une écharde de bois, d'une barbe de balle, d'orge, de blé, ou autre chose d'analogue.

Traitement : Maintenir le siège du mal et les alentours avec des bains, des frictions et des cataplasmes émollients et adoucissants pour faire mûrir le mal; quand il est mûr, on prend une épingle, un bistouri, la pointe d'un canif, ou un autre instrument très pointu et très taillant, et après l'avoir trempé dans l'huile, dans la graisse, dans l'eau salée, dans l'urine ou autre liquide émollient pour en enlever le venin, on fait une entaille au point de la poche ou ampoule qui paraît le plus plein, et on la presse pour la faire vider; ensuite on lave cette plaie avec de l'Eau Saintonge, étendue d'eau naturelle, ou bien avec de l'eau salée, de l'eau de tilleul, ou du vin rouge ou blanc, de l'eau-de-vie ou du vinaigre étendu d'eau, et si le liquide dont on se sert est salé ou camphré, il n'en est que préférable; on peut encore se servir d'urine au sortir du corps. Puis on met sur la plaie un peu de Pommade Auscitaine ou de graisse quelconque bonne à manger.

et arrosez de temps en temps avec de l'eau salée, du vinaigre ou de l'urine, le tout maintenu avec une bandelette, une cravate ou un mouchoir; renouvelez au besoin. Si la poche se remplissait de nouveau, on n'aurait qu'à recommencer le traitement ci-dessus, il est infaillible et guérit en peu de temps et sans danger.

François LESCURE.

Autre traitement : Il faut tenir la région, le siège du mal en contact avec des lotions tièdes, émollientes, de l'eau de mauves, des cataplasmes de farine de riz, de fécule de pommes de terre, de mie de pain, aiguisés de laudanum. En cas de douleurs sur-aiguës, bains locaux également adoucissants et calmants (têtes de pavots), en laver la partie souffrante. Si l'abcès s'ouvre inopiné-ment, en presser doucement tout le pourtour, recouvrir d'un linge fin ou de charpie fine, enduits de cérat ou de graisse fraîche, et déposer par dessus le tout un cataplasme très léger.

(*Médecine populaire.*)   Dr BERTHERAND.

Abeilles. — Piqûres et morsures d'abeilles, de guêpes, d'araignées, de cousins et d'autres insectes.

Traitement : Tirer l'aiguillon de la plaie, laver la blessure à l'Eau Saintonge pure ou étendue d'eau naturelle, ou avec de l'eau salée, du vin, du vinaigre ou de l'eau-de-vie; si ces liquides sont salés et camphrés, ils n'en sont que plus salutaires; à défaut, on peut aussi la laver avec de l'urine. La feuille, le jus de l'ail, du chèvrefeuille et de l'ognon appliqués sur la plaie et frottés, arrêtent instantanément la douleur et l'enflure, ou bien frictionner avec de la Pommade Auscitaine. Les personnes qui, de temps en temps, mangent de l'ail ou de l'oignon sont à l'abri de ces piqûres, ainsi que de celles des puces, et d'insectes de ce genre.

Accouchements. — La femme enceinte qui est active et qui travaille, sans cependant trop se fatiguer, qui fait de l'exer-cice, qui se promène et qui respire de temps en temps l'air pur de la campagne, ne souffre pas pendant sa grossesse et se délivre facilement et presque sans douleurs. Quand nos citadines se trou-vent dans cet état, qu'elles imitent nos paysannes elles seront aussi heureuses qu'elles. La femme qui reste inactive et qui ne respire que l'air trop souvent impur des villes et des manufactures, est presque toujours souffrante ou incommodée, ressent un certain malaise et sa délivrance est difficile et douloureuse. Pendant sa grossesse, elle doit avoir une nourriture confortable, saler, épicer et assaisonner agréablement ses aliments; elle doit être d'humeur gaie, et, en tout, modérée, résignée, prudente, prévoyante, et ne prendre jamais que le strict nécessaire, afin d'avoir une gestation et un accouchement heureux. Son ventre devra être libre, mais supporté par une douce et large ceinture en toile, placée au-dessous du nombril et nouée par derrière; un foulard ou un linge peut servir à cet effet. Si un malaise surgit, boire d'un trait ou à plusieurs reprises, le matin, un verre d'eau fraîche ou un bol de tisane d'orge, de bourrache, etc., avec addition de quelques gouttes d'Eau Saintonge, et le soir, un verre d'eau fraîche ou un bol de tilleul ou de thé, avec quelques gouttes d'Eau Saintonge; d'autres fois, un bon verre de piquette pas trop aigre ou un petit verre de douce liqueur très peu alcoolisée, de sirop de citron, etc. Continuer ainsi jusqu'à ce que le malaise ait disparu. S'il y a constipation, lavements au son et injections d'eau douce et salée. S'il y a fièvre, compresses d'Eau Saintonge ou de vinaigre pur ou étendu d'eau aux poignets, sur la tête, derrière le cou, ainsi qu'au tour, empêcher ce liquide de couler aux yeux, à la bouche et au fondement. Si au moment de l'accouchement la délivrance se faisait trop attendre, appliquer sur le bas-ventre un cataplasme de Pommade Auscitaine, de graisse blanche huilée ou de graines de lin bouilli, et un autre sur les reins, ou bien un cataplasme de son; à partir des épaules jusqu'au genou, lotions à l'Eau Saintonge, au vinaigre pur ou étendu d'eau et frictions à la Pommade Auscitaine; on fera prendre un bol de thé, où l'on versera quelques gouttes d'Eau Saintonge ou de vinaigre. Pour la délivrance, on doit se faire assister d'une sage-femme douce, prévoyante, et ni trop prétentieuse, ni trop exigeante. Si une hémorrhagie se déclare après l'enfantement, ne vous alarmez pas, le traitement suivant l'arrêtera à coup sûr : Injection à l'eau tiède additionnée d'Eau Saintonge ou d'eau sédative sur les reins et sur le ventre, compresses d'eau-de-vie, ou d'autre liqueur alcoolique, et à vinaigre; boire un peu de bon vin ou de cognac bien sucrés, ou bien un verre d'eau fraîche, un peu alcalisé d'Eau Saintonge. Si l'épanchement de sang continue, hachez bien finement une poignée de corneillie et de orties, extrayez-en le jus et faites-en boire par un bol au malade; puis alcalisez de quelques gouttes d'Eau Saintonge, ou faites avaler avec de l'eau de la hachure de orties. Pour extraire ce jus on met le hachis dans un bon linge blanc et propre, on serre au-dessus avec une ficelle ou avec les mains; on trempe dans l'eau le bout du linge; on tord, on serre de nouveau, jusqu'à ce que le suc contenu dans ces plantes ait coulé dans le vase très propre placé au-dessous. Si, en pleine campagne, au milieu des champs, une personne se sentait tout à coup prise des douleurs, il n'y a pas lieu de s'en alarmer, laissez faire la Nature : ce sont généralement des couches heureuses. Aussitôt que l'enfant est né assurez-vous de suite s'il respire librement, si le placenta ou toile qui l'enveloppe est ouverte, si elle ne l'est pas, vite la crever avec les doigts, tout en prenant garde de ne pas blesser le nouveau-né; nettoyez ensuite la voie respiratoire, et, à une petite distance du ventre, nouez le cordon avec lui-même ou avec un fil, enveloppez l'enfant dans un vêtement quelconque, de façon qu'il soit à l'abri de l'air et de l'humidité ; s'il perdait le sang par quelque voie, soufflez sur sa figure, dans sa bouche et dans l'anus; pressez un peu et tout doucement avec les doigts derrière ses oreilles. Si la mère, étant seule, peut se lever et emporter son précieux fardeau, elle devrait, avant de se redresser, se ceindre le bas-ventre avec un mouchoir, un tablier, un linge, etc., etc. Arrivée à son domicile, elle se couchera. Si elle souffre, cataplasmes sur le ventre et sur les reins, et frictions à la Pommade Auscitaine ou à la graisse pure, en attendant les soins d'un homme de l'art. La mère doit faire tout son possible pour nourrir son enfant, non-seulement c'est un devoir pour elle, mais encore c'est nécessaire à sa santé; dans le cas où elle ne l'allaiterait pas, on prendra une bonne nourrice et, à défaut, une chèvre, à laquelle on donnera du sel à lécher de temps en temps, on en mettra aussi dans son manger quelques petites doses. On peut aussi nourrir l'enfant au biberon avec du bon lait. Une chose digne de remarque : les enfants élevés avec du lait de chèvre sont généralement beaux, bien portants, bien faits, forts, robustes et intelligents, absolument comme ceux qui ont sucé le lait d'une bonne nourrice.

François LESCURE.

Autre traitement : Dans le cas où les contractions spasmodiques du col de l'utérus font défaut et qu'on est obligé d'employer la poudre de l'ergot de seigle, on l'administre de la manière suivante : Seigle ergoté pulvérisé, 2 gr.; sucre, 10 gr.; eau de menthe ou de cannelle, 40 grammes. Prendre cette potion en trois fois, de dix minutes en dix minutes. On peut aussi délayer simplement la poudre de seigle ergoté dans de l'eau sucrée et du vin blanc dans la proportion de 50 grammes d'eau ou de vin, par 2 grammes de seigle ergoté. Cet agent ne doit être employé qu'avec la plus grande prudence et jamais en l'absence de la sage-femme et du médecin. Injection utéro-vaginale après l'accouchement : Acide sancylique, 2 grammes; alcool de verveine, 10 grammes; eau de cologne ambrée, 50 grammes; eau distillée, 200 grammes. Une cuillerée à bouche par litre d'eau pour une injection à faible jet, répéter trois ou quatre fois par jour. (*Médecine populaire.*)

Acné ou Couperose (PETITS BOUTONS JAUNES). — *Traitement :* Couvrir le bouton de Pommade Auscitaine, quelquefois la pétrir avec des herbes de Saint-Jean hachées ; d'autres fois, arroser cette pommade avec le lait pur de cette herbe. Lotions et compresses de vinaigre pur, quelquefois salé. F. LESCURE.

Autre traitement : Faites des lotions avec les matières suivantes : Soufre sublimé, 3 grammes; alcool, 12 grammes; eau distillée, 200 grammes. Mêlez. Le matin, se laver souvent la figure avec une éponge et dirigez sur le visage des douches de vapeurs composées de ce mélange. Faites, en outre, des onctions avec une pommade contenant 3 grammes d'oxyde de zinc, pour 30 grammes d'axonge récente. Ce traitement doit être interrompu deux jours chaque semaine. Matin et soir lavage à l'eau tiède.

ACNÉ PILARIS. — Cette forme d'acné se développe souvent sur

le front, à la limite de la région frontale et du cuir chevelu, et ressemble un peu à de l'acéna; d'après le D^r L'Ailler, on le traite de la façon suivante : 1° Fleur de soufre, 2 gr.; alcool, 10 gr.; eau, 30 gr. Le malade fera ses lotions avec cette préparation, sur les parties atteintes, tous les soirs avant de se coucher; 2° prendre à chaque repas une demi-cuillerée à café de la poudre suivante : Dans un peu d'eau sucrée, 20 gr. de bicarbonate de soude; 3° bains alcalins.

ACNÉ DE LA FACE. — Tous les soirs, avant de se coucher, étendre avec un pinceau, sur les parties malades, une couche de la préparation suivante : Eau, 100 gr.; alcool camphré, 30 gr.; soufre lavé, 15 gr.; glycérine, 10 gr. Enlever cette couche tous les matins en se levant. (*Médecine populaire.*)

Anémie. — *Traitement* : Aliments réparateurs, viandes noires peu cuites, gibier, beurre; boissons composées ainsi : Consommé très réduit, 150 gr.; vin de Bagnols, 150 gr. Hydrothérapie à l'eau froide, avec frictions énergiques; exercice au grand air. Eau de clous rouillés à tous les repas, 1/3 dans 2/3 de vin de Bagnols. — Dr Debray. (*Médecine populaire.*)

Contre l'anémie consécutive et les pertes de sang considérables donnez le tartrate ferrico-potassique, c'est la meilleure et la plus efficace de toutes les préparations ferrugineuses.— Dr E. D. (*Id.*)

Asthme. — *Traitement* : Eviter les logements malsains, froids et humides, porter constamment de la flanelle sur la peau; si on ne peut la supporter en été, endosser une blouse par dessus la chemise afin de couper l'air; provoquer la transpiration du corps par des exercices assez fatigants, et changer de linge ensuite; saler, épicer, assaisonner raisonnablement les aliments. Les personnes chétives composeront leurs repas de viandes saignantes, cuites sur le gril ou à la broche, et elles donneront leur préférence aux viandes de bœuf, de mouton ou de porc; faire cuire à la poêle les morceaux de ventre de ces animaux; accommoder au goût du malade des haricots secs, des pommes de terre et des châtaignes. S'il y a étouffement et que le sujet soit dans l'impossibilité de se lever, le mettre sur son séant, lui donner le plus d'air possible, desserrer tous les liens du tronc et du col, sinapismes dans le dos et sur les côtés de la poitrine, faire respirer des vapeurs d'ammoniaque ou de vinaigre, donner quelques gouttes d'éther dans une grande cuillerée d'eau sucrée ou peu d'huile de ricin, de temps à autre tisane de racines d'asperges et d'orties, de thé, alcalisée parfois d'Eau Saintonge; sur la poitrine, les côtes, les reins, le dos et sur le siège du mal, lotions et compresses d'Eau Saintonge, de vinaigre, d'eau-de-vie, de vin, ou de quelque alcool pur ou étendu d'eau, quelquefois salées et camphrées. Sur les mêmes parties, frictions et cataplasmes avec de la Pommade Auscitaine sur le siège du mal, ainsi que cataplasmes de son, humectés de temps en temps d'Eau Saintonge ou de vinaigre; s'il y a constipation, prendre quelques lavements, avec un peu d'huile de ricin ou de camphre, ou avaler un peu d'aloès avec de l'eau, dans laquelle on aura fait infuser des feuilles de pêcher, ou de menthe ou d'aulne dit bert. A chaque repas, prendre une ou deux cuillerées de farine populaire avec la soupe; à jeun, manger un biscuit de soldat et boire de l'eau pure. A défaut, boire de l'urine au sortir du corps, et, de temps à autre, s'en lotionner, en faire des compresses et en arroser les cataplasmes. J'ai connu des personnes qui, avec ce simple remède, se guérissaient de tous les maux et ont vécu plus de cent ans.   François LESCURE.

Potion anti-asthmatique : Carbonate d'ammoniaque, 5 gr.; eau distillée, 250 gr.; sirop de diacode, 50 gr. En prendre une cuillerée toutes les dix minutes pendant les quintes d'asthme, et pour prévenir ces dernières : fleur de soufre, 12 gr.; poudre d'aunée, 12 gr.; poudre de racine de belladone, 4 gr.; poudre soille, 3 gr.; hermès, 1 gr. Mêlez et divisez en vingt paquets; on en prendra un par jour et en trois fois, avec un peu de miel : le matin, à midi et le soir.

Autre potion : Infusion d'hysop, 100 gr.; extrait de belladone, 10 centigr.; sirop capillaire, 15 gr.; oxymel scillitique, 25 gr.; hermès, 100 gr. Mêlez. En prendre une cuillerée à soupe toutes les demi-heures durant l'accès, et on en continuera l'usage même après; on supprimera ce médicament quand aucune quinte ne se sera produite de deux ou trois jours au moins, mais on le reprendra au moindre symptôme d'asthme, pour le continuer pendant huit jours.

La potion suivante produit aussi un grand soulagement : Chlorhydrate de morphine, 5 centigr.; bromure de potassium, 2 gr.; eau de guimauve, 500 gr. Une cuillerée à bouche toutes les demi-heures pendant l'accès asthmatique.   (*Médecine populaire*.)

Amour ou acte vénérien. — Bornons-nous à donner quelques conseils sur ce sujet aux personnes de tous les âges. Prêcher l'abstinence et dire aux jeunes gens combien leur descendence serait belle, forte, combien, eux-mêmes, jouiraient d'une bonne santé et se prépareraient une douce et heureuse vieillesse s'ils ne se livraient à l'acte de la génération qu'après l'accomplissement du mariage, serait peine perdue, et ils se moqueraient même du moraliste jusqu'au jour où ils seraient forcés d'avoir recours aux soins du médecin. Aussi je ne recommanderai que la prudence. J'engage mes lecteurs à suivre avec confiance les conseils que je vais leur donner, afin que plus tard ils n'aient pas, après une malheureuse et triste expérience, à en constater leur efficacité. Il ne faut pas se livrer à l'acte du coït après le repas ni durant la digestion; ne pas en user avant d'être arrivé à l'âge de puberté c'est-à-dire à l'âge de vingt ans, et, dans l'âge mûr, n'en user que très modérément, sans provocation aucune, mais comme un besoi que l'on satisfait. S'abstenir complétement dans l'âge avancé, car l'acte de l'amour est souvent suivi chez les vieillards d'accidents fort graves : congestions hémorrhagiques et cérébrales, apoplexie, rupture du cœur ou des poches anévrismales, de la rate, syncope, etc., etc. Il ne faut pas se livrer à cet acte après de longues heures de travaux d'esprit, ni quand le corps éprouve un malaise général plus ou moins caractérisé, ni quand on est pris de boisson et que les muqueuses, échauffées, sont prêtes à absorber tout le virus. Quand aux moyens préventifs, ils se résument en ceci : usage selon les besoins, mais non abus; grande prudence dans le choix de la femme qui doit concourir à l'acte et grands soins de propreté avant et après par des lotions avec une dissolution de perchlorure de fer liquide à 30 degrés, 125 gr., sur 1,000 gr. d'eau. Mais rien ne vaut la continence, c'est-à-dire l'usage modéré.

(*Médecine populaire.*)   Dr Th. DEBRAY.

Ampoules de la lèvre, du pied, etc.—Espèce de boursouflure entre peau et chair, remplie de pus ou d'eau.

Traitement : Tenir la surface et les alentours adoucis avec de la graisse, de la pommade ou des bains pour faire mûrir le mal; quand il est mûr, prenez une aiguille, une épingle ou autre instrument pointu, trempez-le dans l'huile, dans la graisse, dans de la salive ou dans l'urine pour en enlever le venin et crevez l'ampoule à son point proéminent, pressez un peu au besoin pour la vider; puis on la lave avec de l'Eau Saintonge, du vinaigre ou de l'eau-de-vie, une cuillerée à soupe par verre d'eau; ensuite on y met de la Pommade Auscitaine ou de la graisse sucrée, recouverte de papier, de taffetas ou d'un mince mouchoir. Si l'ampoule se remplit de nouveau, recommencer le traitement jusqu'à complète guérison.   François LESCURE.

Appauvrissement du sang. — *Traitement* : Eviter de tout ce qu'on croit être une des causes de la maladie : le chagrin, la grande fatigue, les plaisirs de l'amour, etc. Si l'on est atteint du mal vénérien, se priver jusqu'à complète guérison de tout acte sexuel; nourriture abondante et réconfortable, composée de pain, de viande de bœuf, de veau, de mouton, de porc, peu cuite, grillée ou rôtie; beaucoup de pommes de terre, de haricots, de lentilles, de pois secs, apprêtés à l'huile, à la graisse ou au beurre; de laitages, de sauce à la tomate, d'ognon et d'ail crus. Tous les mets doivent être salés et préparés avec de l'ail et de l'oignon. Si on fait usage de vin, en boire convenablement, mais ne pas en abuser; ne pas prendre de liqueurs alcooliques, mais boire du café sucré et surtout de l'eau pure et fraîche de fontaine, de rivière ou de ruisseau, et souvent ferrée, étamée ou ferrugineuse. L'eau où le forgeron trempe le fer rouge est la plus efficace, quoiqu'elle ne soit pas, j'en conviens, d'un goût très agréable. A chaque repas, avec le potage, une ou deux cuillerées à soupe de farine populaire.   François LESCURE.

Apoplexie, coup de sang. — *Traitement* : Vite avec une lancette, un canif, un couteau ou autre instrument pointu et taillant, ouvrir la veine du bras, principalement de celui de gauche, et la veine qui se prolonge sur le revers de la main. Tirer vite du sang, vider le trop-plein, desserrer tous les liens du corps, en commençant par ceux du cou. Si la figure est en sueur, l'essuyer et jeter de l'eau froide sur la tête, sur la figure et sur la poitrine, mettre aussi des compresses sur la tête et même de la glace. Ensuite, si c'est possible, large effusion d'Eau Saintonge ou d'ammoniaque, ou de vinaigre étendu d'eau sur la tête, autour du cou, derrière les oreilles, sur la poitrine, sur les reins, aux poignets, en toucher les tempes ; prendre garde aux yeux, à la bouche, au fondement. Dès qu'on le pourra, faire boire un peu d'Eau Saintonge, d'ammoniaque ou d'éther étendu d'eau et en faire respirer, ainsi que du vinaigre ; donner à boire un peu d'huile de ricin, de tisane de fleur de coquelicot, d'orge, de bourrache, chaude, alcalisée d'Eau Saintonge ou d'ammoniaque ; donner quelques lavements, préparés avec du son, par exemple. Continuer ce traitement jusqu'à l'arrivée du médecin. Les personnes tracassées par le sang ou sanguines, rouges, prospérantes, replètes, prédisposées aux coups de sang, seront à l'abri de cet accident en suivant le régime suivant : S'abstenir jusqu'à complète guérison de boissons fortes et alcooliques, ou n'en boire qu'à de longs intervalles et très peu, il est même préférable de ne boire que de l'eau pure ou simplement rougie ; prendre très peu de vin rouge pur et presque pas de blanc, exercice corporel un peu fatiguant afin de transpirer et se changer ensuite ; manger peu si on ne fait pas d'exercice, dans le cas contraire manger assez pour soutenir ses forces et résister à la fatigue, mais toujours se lever de table avec un restant d'appétit. De temps en temps, principalement quand on se trouve tracassé par le sang : tisanes d'aigremoine, de fleur de coquelicot, de porcelle (herbe dite *pelleporc*), de racine de patience, de laparase dite *laberdœne*, d'orties, de scabieuse, de verveine, de racines et de feuilles de chicorée sauvage, de feuilles de pêcher mâle, afin de diminuer la force, la masse du sang et de provoquer l'évacuation du trop-plein. Si on suppose que les vers sont une des causes du mal, se mettre au régime vermifuge.

Nota. Quand un cas d'apoplexie se produit, dégager la tête, le cou, le tronc et les relever doucement ; exposer le malade à l'air frais, appliquer des compresses d'eau froide, des vessies pleines de glace pilée ; des fumigations aux jambes, des sangsues au cou et derrière les oreilles ; pratiquer avec un instrument pointu, et instantanément, une incision à l'une des veines qui serpentent le revers de la main, en ayant soin de serrer à la ligature du poignet pour faire gonfler cette veine.   François LESCURE.

Appétit, perte d'appétit, traitement. — Le matin, à jeun, boire de l'eau pure et fraîche de fontaine, rivière ou ruisseau, et, avec cette eau, avaler un peu d'aloès, de sels gris, d'oignon, d'ail, hâchés bien fin, principalement la tige verte de ces deux aliments; s'abstenir d'aliments très gras; mais manger sels et épices; exercice corporel jusqu'à se fatiguer, tel que : bêcher, danser, courir, chasser; pour les vieillards et les personnes qui ne peuvent pas se bouger, faire un exercice avec les mains, les pieds, travailler d'esprit, étudier, composer, réciter, chanter, continuer ainsi jusqu'à complète guérison, qui ne tardera pas à venir.

François LESCURE.

Préparation apéritive, eau distillée de menthe : 250 gr.; teinture de gentiane, 10 gr.; écorce d'oranges amères, 10 gr.; teinture de badiane, 15gr.; teinture de cardonome-composée, 3 gr.; gouttes amères de beaume, 2 gr.; dans une cueillerée à soupe, dix minu'en avant chaque repas. *(Médecine populaire.)*

Asphyxie par la chaleur. — Si l'asphyxie provient du séjour dans un lieu trop chaud où se trouvent réunies un trop grand nombre de personnes, il faut porter promptement le malade dans un lieu frais, aéré et se hâter de le soigner; s'il n'y a personne qui puisse pratiquer la saignée, il faut appliquer sur le champ huit à dix sangsues derrière les oreilles et une vingtaine à l'anus, on y joindra un bain de pieds, très peu chaud, dans lequel on mettra de la cendre de bois ou du sel; dès que le malade pourra avaler, on lui fera boire de l'eau fraîche, acidulée de vinaigre ou de jus de citron et on lui donnera des lavements d'eau vinaigrée; si l'asphyxie a été déterminée par l'action du soleil, ce qui arrive souvent aux moissonneurs et aux militaires en marche; il faut joindre à la saignée des applications d'eau froide sur la tête.

Asphyxie par le froid. — Rétablir la chaleur par degré et lentement; on se gardera d'approcher l'asphyxié d'un feu ardent, de le maintenir dans un lieu chaud et surtout de le mettre dans le fumier; on le portera dans une chambre sans feu, on le déshabillera, on lui couvrira le corps de compresses d'eau fraîche et même glacée, on le frictionnera avec la neige ou avec des linges trempés dans l'eau froide dès qu'il manifestera quelques signes de vie et commencera à se réchauffer; on le mettra dans un lit non bassiné, ensuite on lui fera boire un demi-verre d'eau froide ou une tasse d'infusion, à peine tiède, de camomille ou de thé en ajoutant à l'eau, ainsi qu'à l'infusion, quelques gouttes d'eau de mélisse, d'eau de cologne, ou d'eau-de-vie; s'il y a affaiblissement et stupeur, on lui fera boire de l'eau vinaigrée et on y joindra des lavements au sel et au savon; la vie peut revenir après douze ou quinze heures de mort apparente.

Asphyxie par la foudre. — Dans ce cas, il faut porter immédiatement l'asphyxié au grand air, le déshabiller, recourir à la fois aux effusions d'eau froide sur toutes les parties du corps, aux frictions des extrémités inférieures, et chercher à rétablir la respiration par des compressions intermittentes de la poitrine et du bas ventre, puis on lui fera boire de l'eau acidulée avec du vinaigre ou du citron; on lui donnera également des lavements d'eau vinaigrée.

(Médecine populaire.) D' E. D. H.

Asphyxie par la submersion. — Dès que le noyé est retiré de l'eau, il faut bien se garder de le secouer forment ou de le prendre par les pieds, sous prétexte de lui faire rendre l'eau qu'il a avalée; il est nécessaire de le faire transporter sur un brancard dans la maison la plus proche, la tête relevée et à l'air, le corps couché sur le flanc droit, là, on le déshabille le plus promptement possible et on le couche dans un lit modérément chaud, on lui incline légèrement la tête en avant en le soutenant par le front, on écarte les mâchoires et on provoque la sortie de l'eau en promenant le doigt ou une plume dans la bouche; en même temps, on exerce sur la poitrine et sur le ventre des pressions douces, lentes et alternatives, imitant celles de la respiration; on passera sous le nez de l'alcali volatif, de l'eau de cologne, du vinaigre, et, si on n'a rien de tout cela, des allumettes soufrées; dès que la respiration commence à se rétablir, on s'occupe de réchauffer lentement le corps, on applique de la laine chaude sur le ventre, on met des briques ou des bouteilles d'eau chaude à la plante des pieds, aux creux des aisselles, aux aines, on promène sur tout le corps un fer à repasser modérément chauffé ou un bassinet, on fait des frictions générales sur tout dans la région du cœur avec une brosse sèche ou avec la main et mieux avec de la flanelle chaude, imbibée d'eau-de-vie camphrée; le noyé, revenu à lui, prendra toutes les cinq minutes une cuillerée d'eau-de-vie ou d'eau de cologne; s'il a envie de vomir, on lui administrera deux ou trois grains d'émétique dans deux verres d'eau; s'il survient des selles, on lui donne quelques cuillerées de vin chaud; si le noyé reste sans connaissance, le visage violâtre, noir, les membres faibles et chauds, on pratiquera une saignée à la veine jugulaire ou au pied; on s'abstiendra de la saignée, si le corps reste froid et roide; comme dernier moyen, on fera brûler des petits morceaux d'amidon, de liège, ou de papier sur l'estomac, les cuisses et les bras; tous ces soins doivent être continués pendant plusieurs heures de suite sans se décourager. On a vu des noyés rappelés à la vie après plusieurs heures d'efforts constants; c'est un devoir pour toute personne intelligente de ne pas attendre l'arrivée du médecin, qui peut se faire attendre, selon les cas et les lieux et de donner ces premiers soins aux asphyxiés par la submersion.

Asphyxie par pendaison. — La première opération consiste à couper le lien qui entoure le cou et à descendre le corps en le soutenant de manière qu'il n'éprouve aucune secousse, ensuite on enlève tout vêtement qui peut gêner la circulation, après on étend le malade sur un lit, sur une table ou sur un peu de paille, la tête un peu élevée, on le réchauffe par tous les moyens que nous venons d'indiquer ci-dessus en attendant le médecin; si la strangulation a eu lieu depuis deux minutes, il suffit quelque fois pour rappeler le malade à la vie de lui jeter de l'eau froide pendant qu'on frictionne les extrémités; les lavements au tabac et au vinaigre sont très utiles, et si le patient tarde à reprendre ses sens, on peut lui appliquer derrière les oreilles et à chaque tempe cinq ou six sangsues.

L'Asphyxie par l'acide carbonique. — Par le gaz d'éclairage ou émanation des fosses d'aisance, des égouts, des cuves à vin, à cidre ou à bière, il faut retirer le plus promptement possible l'asphyxié du lieu où il se trouve et l'exposer au grand air après l'avoir déshabillé et placé sur une chaise en le maintenant dans une position verticale, on lui fera des ablutions abondantes d'eau froide sur tout le corps et surtout à la face. Si on a de l'eau chlorée, il faut l'en arroser largement: de temps en temps on s'arrêtera pour rappeler la respiration et provoquer le vomissement en promenant une plume dans la bouche; dès que le malade pourra avaler, on lui fera boire de l'eau vinaigrée, on le placera ensuite dans un lit bassiné en attendant l'arrivée du médecin, on peut lui administrer un lavement additionné de deux cueillerées à bouche de vinaigre dans lequel on aura fait dissoudre, gros comme une noix, du savon.

(*Médecine populaire.*)   Dr E. D. H.

Asphyxie des nouveaux-nés. — Si le pouls est insensible, le corps froid, la face décolorée, si l'hémorragie par le cou a été considérable, envelopper l'enfant dans de la laine, le coucher sur le côté, la figure exposée à l'air frais ou petit vent, dégager à l'aide d'un petit linge les conduits naseaux, la bouche et l'arrière gorge, friction sèche avec une flanelle ou une brosse rude sur les membres et principalement sur la colonne vertébrale, exercer des pressions alternativement sur le ventre et les régions antérieures et latérales de la poitrine, un quart de lavement salé, une demi-cueillère à soupe de sel gris dans un demi-verre d'eau tiède, 24 centigr. d'eau vineuse, point de boissons qui provoqueraient l'étouffement; si, au contraire, le nouveau-né a la face colorée en violet, bouffie, bien que le corps soit chaud, laisser couler un peu de sang par le cordon. M. Mattei s'est trouvé dans le cas de mort apparente de nouveau-né; de pratiquer la succession comme suit : saisir le fœtus par les aisselles tout en immobilisant la tête verticale entre la paume des deux mains, puis imprimer une petite secousse double à l'enfant, un bruit de glouglou indique l'entrée et la sortie de l'air à travers la glotte, ouverture supérieure du larynx, réitérer cette succession toutes les demi-minutes jusqu'à ce que la respiration commence.

Asphyxie de l'enfant dans le lit. — *Secours d'urgence.* Placer l'enfant sur le côté gauche, couvrir le corps de cendre chaude, passer sous les narines un linge imbibé d'alcali ou de fumée de tabac, friction d'eau-de-vie camphrée, d'eau sédative sur tout le corps, grand bain d'eau chaude contenant 200 gr. de farine de moutarde, après avoir épuisé tous les moyens ordinaires. Dans plusieurs cas, notamment chez un enfant de 15 mois, le Dr Deromilly s'est bien trouvé dans l'obligation de lui frapper alternativement sur chaque joue de 15 à 25 petits coups secs et très rapprochés, réitérés, jusqu'à cessation du danger.

(*Médecine populaire.*)   Dr BERTHERAND.

Bégaiement. — *Traitement :* Tenir presque constamment dans la bouche, et surtout au moment de parler, un ou deux petits cailloux ou grosses graves; de temps en temps, se laver la bouche avec de l'eau pure des fois vinaigrée et se rincer les gencives avec les doigts trempés dans l'eau vinaigrée ou dans l'urine à la sortie du corps; chaque matin se laver la bouche et se rincer les gencives avec du vin sucré, ou eau-de-vie, ou vinaigre étendu d'eau; de temps en temps, mettre dans la bouche de l'oignon ou de l'ail haché et une gorgée d'eau, se laver et se rincer aussi la bouche. Le bègue et éloquent Desmosthène n'usait pas d'autres procédés.   François LESCURE.

Blennorrhagie. — *Traitement :* Période aiguë, boire dès le début de la maladie des tisanes adoucissantes en grandes quantités, deux litres au moins par jour; chiendent, 20 gr.; eau ordinaire, 2 litres; faire bouillir pendant une heure jusqu'à réduction d'un litre, édulcorer avec un peu de miel ou de réglisse.

Autre traitement : Orge, 20 gr.; réglisse, 5 gr.; eau ordinaire, 2 litres; procédés comme pour le chiendent. Il faut faire usage de ces boissons, en alternant pour changer le goût, pendant dix ou douze jours, jusqu'à ce que l'écoulement soit réduit à la consistance de petit lait et que toute sensation douloureuse ait complètement cessé. En outre, prendre un grand bain tous les matins; si le malade ne peut garder le lit, il devra porter un suspensoir bien fait ou mieux un foulard qu'on attachera derrière les reins; les douleurs locales seront calmées par des cataplasmes émollients, il faut se priver de boire de toutes les boissons alcooliques, ne rien changer à son régime habituel, manger cependant avec une grande modération et couper son vin de deux tiers d'eau, du quinzième au vingtième jour après cessation complète de tous les symptômes inflammatoires, on arrêtera l'écoulement léger qui subsisterait encore par l'opiat suivant : Copahu pur, 30 gr.; magnésie calcinée, 3 gr.; cachou pulvérisé, 5 gr.; cubèbe en poudre, 40 gr.; essence de menthe, 10 gr. Mêlez bien au mortier et prenez un morceau d'hostie humectée, quatre fois par jour, une heure avant et trois heures après le repas. Au bout de deux ou trois jours, l'écoulement cessera complètement; s'il en reste quelque trace, on se donnera deux injections pendant deux ou trois jours, avec un liquide ainsi composé : Tanin, 1 gr.; eau 100 gr. En suivant ce traitement, nous garantissons la guérison radicale en une vingtaine de jours; toute médication plus rapide n'agit qu'aux dépens de la santé. Injections antiblennorrhagiques, acide borique, 2 gr.; eau, 125 gr. — Dr DEBRAY. (*Médecine populaire.*)

Blessures, coupures, écorchures. — *Traitement* : Si le sang coule, on l'arrête en serrant fortement au-dessus de la blessure avec les doigts, ou les ongles, ou mieux avec une petite pince si on le peut, on saisit la veine, on la lie avec un fil de soie, ou de lin blanc et fin passé avant dans la cire, ou savon, une fois lié on laisse les deux bouts un peu longs, puis laver la plaie avec de l'eau fraîche, ensuite on prend un morceau de vieux linge blanc et propre, on y fait deux ou trois trous avec les ciseaux pour que l'eau ou pus de la blessure puisse s'écouler, on le trempe dans l'huile pure et mieux si elle est à la fois sucrée ou camphrée, on met ce chiffon ainsi baigné sur la blessure et dessus une petite couche de pommade auscitaine, ou camphrée ou graisse blanche, poudrée de sucre, le tout maintenu par une bande assez longue et large, douce et forte, lier en serrant sans trop gêner la blessure et l'arroser de temps à autre, ainsi que les alentours, avec de l'ammoniaque, de l'eau Saintonge, du vinaigre, de l'eau-de-vie, du vin, du cognac, du trois-six pur ou étendu d'eau, et mieux s'ils sont à la fois salés ou camphrés, sucrés, ou bien faire bouillir avec de l'eau et mieux avec du vin ou du vinaigre un peu de grimoine et du sel gris et mieux encore, on arrose, on enveloppe la blessure avec un linge blanc trempé dans l'eau de tilleul et à défaut de tout ça avec l'urine, surtout à la sortie du corps, et le tout maintenu, renouvelez au besoin. La coupure serait-elle jusqu'à l'os, si on a le courage et si on veut guérir vite, on trempe le membre, ou on arrose la coupure avec de l'eau-de-vie, du trois-six, du vinaigre pur ou étendu d'eau, ou bien on met sur la coupure un peu de pommade auscitaine, ou du persil, des horties herbe de St Jean, hachés bien les trois ensemble, maintenant arrosez comme il est dit plus haut, ou bien appliquez sur toute blessure, coupure et écorchure, tout simplement des compresses d'eau tilleul pur, ou mêlé avec un peu d'eau-de-vie, de glycérine ou d'huile, renouvelez au besoin. Pour l'écorchure, si on peut rejoindre ensemble les deux bouts de peau instantanément, on met dessus une bande assez longue et large trempée dans la glycérine et dessus un peu de pommade auscitaine ou camphre et à défaut un peu de graisse sucrée ou camphrée, renouvelez au besoin, en agissant ainsi on sera à l'abri de la gangrène et on sera guéri en peu de temps. François LESCURE.

Bleu des enfants et des grandes personnes. Traitement : Si l'enfant vient de naître et qu'il devienne bleu, la face violette et les mâchoires serrées, il faut s'empresser de lui mettre autour du cou une cravate imbibée d'eau-de-vie ou autres alcools, lui en faire respirer, lui en mettre sur les tempes, ainsi qu'une compresse sur le cœur et en lotionner tout le corps, et dès qu'on le pourra faire prendre un peu de lait chaud de la mère, et à défaut un peu de bouillon avec du vin, où de l'eau de mélisse. Pour les grandes personnes, entourer le cou d'un mouchoir imbibé de vinaigre pur ou étendu d'eau, lotionner tout le corps avec de l'eau-de-vie, du vinaigre, ou autres alcools, d'ammoniaque, d'eau saintonge pure ou étendue d'eau, selon ses forces, boire un petit verre de liqueur, ou un verre d'eau fraîche pure, des fois alcalisée de quelques gouttes d'ammoniaque, d'eau saintonge, de vinaigre, si on est sujet à cette maladie, au malaise, aux étourdissements, à la constipation, si les nerfs et le sang tracassent, souvent tisane de grimoine, de scabieuse, de pelle-port dit porcelle, de feuille de pêche-mâle, de racine et de feuilles de chicorée sauvage, de mélisse, de fleurs de coquelicot, quelquefois alcalisée d'ammoniaque, d'eau saintonge, de vinaigre et trois fois par jour avec la soupe, une ou deux cueillerées à soupe de farine populaire et jusqu'à guérison pour toute boisson, si on le peut, ne boire que de l'eau pure de rivière, de fontaine ou de ruisseau, quelquefois ferrée et étamée. Les aliments doivent être passablement salés, épicés et préparés avec de l'ail et de l'oignon, ne boire que de l'eau pure, l'eau pure en boisson c'est la santé du corps; exemple, voyez les buveurs d'eau et ceux qui en mettent beaucoup au vin, comme ils se portent bien, ils n'ont presque jamais besoin ni d'apothicaire ni de médecin, comme boisson le vin, surtout le blanc et les autres alcooliques, ne doivent servir qu'aux malades faibles et aux vieillards, aux autres, il ne doit servir que de médicament.   François LESCURE.

Bronchite. — *Traitement* : Se tenir chaudement couvert, porter de la flanelle sur la peau; par l'exercice ou les tisanes, provoquer la transpiration, la sueur, puis se changer. Saler, épicer passablement ses aliments, et avec la soupe deux cueillerées à soupe de farine populaire, de temps à autre, principalement le matin à déjeuner, ail ou oignon cru au croque sel, et jusqu'à guérison pour toute boisson de l'eau de fontaine, de rivière ou de ruisseau et parfois ferrée et étamée, la faisant en y mettant du fer principalement rouillé et de l'étain; de temps à autre, principalement le soir en se couchant, quand on soupe, lotion à l'eau saintonge, au vinaigre, à l'eau-de-vie pure ou étendue d'eau, et à défaut avec du vin ou autre alcoolique bon, ou urine surtout à la sortie du corps, sur la poitrine, l'estomac, le cœur, les reins, le dos, et de la même manière mettre des compresses entre les deux épaules, et mieux si ces liqueurs sont à la fois salées ou camphrées, parfois se gargariser avec une de ces liqueurs étendue d'eau; de temps à autre, tisane de fleurs de pied de mulet, de.

violettes, de coquelicots, de bourrache, de lierre terrestre,
d'orge, des fois alcalisée d'eau saintonge, de vinaigre, d'ammoniaque ou d'eau-de-vie, et le soir en se couchant prendre un verre
de vin chaud bien sucré ou de sirop auscitain, quand on trans-
pire mettre sur la douleur et du côté du poil une peau de chat, de
lièvre ou de lapin; ces trois peaux étant électriques, absorberont
facilement la sueur et la sérosité; quand elles seront trempes, les
enlever.   François LESCURE.

BRONCHITE AIGUE. — Dans ces divers cas, insister sur les
tisanes pectorales : Violette, mauve, orge miellé, lierre terrestre,
hysope, bourrache, décoction de dattes ou de figues sèches, demi-
lavement, émollients versés dans un cruchon ou dans un vase
recouvert d'un entonnoir renversé, ou tout simplement d'une
théière, température douce de la chambre, silence absolu, sinapismes aux jambes, dans le dos, sur les cotes, mouche de Milan
sur le haut de la poitrine, onction de pommade camphrée sur la
région antérieure de la poitrine, recouvertes de plaques de ouate
et d'une toile de taffetas ciré; chez les jeunes enfants débarrasser
à l'aide d'un pinceau ou de barbe de plume les mucosités qui
encombrent l'arrière-gorge. — Dr BERTHERAND. (*Méd. popul.*)

Autre traitement contre la bronchite : Poudre de douver, 1
gr.; sucre pulvérisé, 5 gr.; mêlez, divisez en 10 paquets, dont on
en prendra un tous les soirs. Contre la bronchite, la phtisie, la
chlorose : Goudron, 100 gr.; eau distillée, 3 litres; sirop de goudron, goudron, 1 kilo; eau de rivière, 25 gr.; maintenez le tout
vingt-quatre heures, à une température de soixante degrés; filtrez
et faites dissoudre à froid 500 gr. de sucre, trois cuillerées dans
les affections catarrhales, les bronchites et les maladies de la vessie et de l'urethre, pilules contre la bronchite chronique, goudron,
1 gr.; benjoin, 50 centig.; poudre de douver, 1 gr. 50 centig., en
faire vingt pilules, une avant chaque repas.
(*Médecine populaire.*)   Dr GUÉNEAU DE MUSSY.

Bile. — *Traitement :* Avec un peu d'absinthe, autant de
sauge, la moitié d'un citron, faites-en de la tisane, prenez-en un
verre le matin, autant le soir, alcalisé de deux gouttes de vinaigre; de temps en temps, un peu de sirop auscitain, tisane de
chardons, parfois mêlée avec ce dernier sirop.   F. LESCURE.

Brûlures. — *Traitement :* Remède infaillible contre toutes
sortes de brûlures pour si profondes et si étendues qu'elles soient.
Avec ce remède, la douleur cesse instantanément, le malade est
à l'abri de la gangrène et autres maladies de ce genre, et la guérison arrive rapidement; ce remède est connu depuis près de trois
siècles et transmis de père en fils. Prendre la seconde peau de
tilleul, c'est-à-dire la substance lineuse qui touche l'aubier et la
faire bouillir avec de l'eau, y ajouter deux ou trois pommes de
terre entières ou bien une petite poignée de fiente de poule ou

un peu de graisse ou de bon beurre; faire bouillir le tout jusqu'à
ce que l'eau devienne gluante, semblable à des blancs d'œufs;
avec cette eau, on lave, on baigne la brûlure le plus longtemps
possible, puis on prend un linge et mieux un morceau de couverture de coton, le plier en quatre ou cinq doubles et même
en huit ou dix, suivant que l'étoffe est forte, que l'on trempe dans
cette eau et on le met sur la brûlure aussitôt qu'il commence à se
sécher, celui-là ou un autre, on l'imbibe de nouveau pour l'appliquer de même, et ainsi de suite. Si une grande partie ou tout le
corps était brûlé, on ferait bouillir, dans une chaudière à
lessive ou autre, une assez grande partie de peau de tilleul, puis
on met le tout dans une baignoire ou une grande comporte où le
malade puisse se baigner à l'aise et rester autant que possible
cinq ou six quarts d'heure au moins; au sortir de ce bain, on enveloppe la blessure avec une couverture de coton pliée en deux ou
trois doubles, si ça se peut, et tremper dans ladite eau qui n'aura
pas servi; quand la couverture paraît se sécher, on la trempe de
nouveau, continuer ainsi pendant vingt-quatre ou vingt-cinq
heures, si la brûlure est forte. Au nom de l'humanité, je demande
et je prie les parents qui ont des petits enfants ou les personnes
qui sont en danger de se prémunir d'un garde feu assez solidement
crocheté pour que les aimables petits êtres ne puissent l'enlever
quand ils vont fureter auprès du feu; quel remords pour ceux
qui, par leur faute, laissent brûler leurs enfants ou les personnes
infirmes; mais ne désespérez pas, aussitôt brûlé, employez le
remède désigné plus haut. Mais je voudrais que dans toutes les
maisons où il y a des petits enfants et des personnes en danger de
se brûler, que la loi oblige d'avoir un garde feu et qu'une forte
amende fût appliquée à ceux qui n'en auraient pas.

François LESCURE.

Pommade contre les brûlures : créosote, 15 gouttes; charbon
animal, 1 gr.; alcool rectifié, 2 gr.; onguent de spermaceti, 3 gr.;
faites du tout, en mélangeant au mortier, une pommade que vous
appliquerez à l'aide de la charpie sur la partie du membre brûlé;
contre les brûlures toute surface enflammée, collodion médicinal
80 gr., térébentine de Venise 15 décig., huile de ricin mêlé et
étendre une couche très épaisse sur la partie malade avec un pinceau, brûlures de l'arrière gorge, par les aliments ou liquides
insuffisamment tiède, badigeonner l'intérieur de la bouche avec
une décoction mucilagineuse, un liquide acidulé de miel, si la
brûlure a atteint l'arrière-gorge promener des sinapismes à la
base du cou et faciliter le vomissement en gorgeant le malade
d'eau chaude. Mixtion contre les brûlures : gousse d'ail écrasée,
huile d'olive, 25 gr.; jaune d'œuf, eau de choux, 20 gr.; coldoran,
50 gr.; blanc d'œuf battu, miel rosa, 100 gr. Mêlez et étendez le
tout sur les brûlures, qui ne résistent pas à ce remède.

(*Médecine populaire.*) Dr BERTHERAND.

Autre : prenez une poignée de fiente de poule, une demi-livre de beurre ou de saindoux, deux ou trois feuilles de sauge, mettez dans un pot et faites bouillir trois quarts d'heure environ, passez le tout dans un linge en pressant fortement et versez la liqueur obtenue dans un pot ou dans un verre, mettez de cet onguent sur la brûlure et renouvelez soir et matin jusqu'à complète guérison, la douleur disparaît presque subitement, les cloches de la plaie se dissolvent et aucune cicatrice ne paraît même pour les brûlures très profondes. — Dr J. MASSE.   (*Conseiller universel.*)

Calculs, pierre, gravelle. — *Traitement* : Jusqu'à complète guérison s'abstenir de boissons alcooliques ou n'en boire qu'à de longs intervalles et très peu ; il serait même préférable de ne boire que de l'eau pure de fontaine, de rivière ou de ruisseau, parfois ferrée ou étamée. On prépare ces dernières en mettant de la ferraille rouillée et de l'étain dans un vase quelconque rempli d'eau. Il serait bon aussi de ne boire que de l'eau rougie ou vinaigrée et du vin pur, surtout du blanc. Faire beaucoup d'exercice pour transpirer, surtout si on fait bonne chère. Quand on est sanguin, replet, inactif, obèse, manger des aliments passablement salés et, dans la soupe, mettre une ou deux cuillerées de farine populaire ; de temps à autre manger des armottes (pâte préparée avec de la farine de maïs) et avaler un peu de camphre ou d'aloès avec quelques gouttes d'eau, ou un peu d'huile d'olive, ou trois ou quatre pincées de bi-carbonate de soude dans un verre d'eau, ou bien encore cinq ou six gouttes d'éther, en augmentant chaque jour la dose, suivant l'effet qu'il produit, on peut aller jusqu'à huit gouttes. Tisane de noix et de noisettes, et manger souvent de ces fruits ; tisane d'ail et d'oignon, et manger au croque-sel de ces plantes potagères, mieux leur tige quand elle est verte ; tisane d'orge, de chiendent, de pariétaire, de mélisse, de pericau, de queues de cerises, de poil de maïs. On peut mélanger ensemble ces huit derniers objets. Boire de l'eau goudronnée ; on prépare cette dernière en mettant du goudron dans une bouteille remplie d'eau ; quand on souffre du ventre, des reins et de l'abdomen, lotions avec de l'eau vinaigrée et salée, avec de l'eau-de-vie, de l'Eau Saintonge pure ou étendue d'eau naturelle ; prendre un peu d'huile de ricin, quelques lavements émollients et salés, frictions à la Pommade Auscitaine et cataplasmes de son, de farine de lin, ou de graine de lin bouillie avec de l'eau vinée ou vinaigrée et quelquefois pétris avec de l'Eau Saintonge. Boire souvent un verre d'urine, pas du malade, au sortir du corps. La personne qui suivra ce régime s'en trouvera bien et ne tardera pas à guérir.

François LESCURE.

CONTRE LES CALCULS. — Vingt gouttes d'éther dans un demi-verre d'eau sucrée ; application sur la région du foie d'un cataplasme de farine de lin ou de graine de lin, arrosé de dix gouttes de laudanum ou de chloroforme, ou bien des compresses d'eau

2

sédative ou de noyaux; lavement salé, tisane concentrée de feuilles d'oranger.

CONTRE LA GRAVELLE. — Bains de siège tièdes et prolongés, contenant une décoction de tête de pavot, fomentation émollientes, cataplasmes de farine de lin, arrosés de dix à douze gouttes de laudanum ou de chloroforme, sur les reins; boissons abondantes de chiendent, de queues de cerises, de pariétaire, de reine des prés, additionnées de deux ou trois grains de sel de nitre par litre; eau de seltz naturelle ou artificielle, limonade gazeuse, demi-lavement d'eau salée d'abord et ensuite avec décoction de tête de pavot. On a beaucoup vanté le massage prolongé sur la région des reins, les mains préalablement enduites d'un corps gras.

(*Médecine populaire.*)   Dr BERTHERAND.

Carie des os, fusée purulente. — *Traitement* : Constamment entretenir la partie malade de lotions tièdes émollientes : eau de guimauve, mauves ; de cataplasmes de farine de riz, de mie de pain, de fécule de pommes de terre. Quand l'ampoule ou abcès est mûr, on l'ouvre avec la pointe d'un canif, d'une grosse aiguille, d'une épingle, d'un bistouri, etc., presser pour vider, tarir la poche de l'ampoule, ensuite la laver avec de l'eau salée ou vinaigrée, ou de l'urine au sortir du corps; compresses d'eau-de-vie, de vinaigre ou d'eau fortement vinaigrée et salée; cataplasmes de son ou de Pommade Auscitaine, quelquefois pétris avec une hachure ou des feuilles entières d'herbe de Saint-Jean, ou d'orties. Quelques jours avant ce traitement, tisane de feuilles et de racines de laparace.   François LESCURE.

Cancer ou mauvais mal. — *Traitement* : Pendant quinze jours au moins purifier le sang en buvant fréquemment de la tisane de salsepareille, de cresson et de peau d'oranges amères; mélanger le tout ensemble et à peu près la même quantité. Pendant quinze autres jours, tisanes de racine de grimoine et d'autres fois de feuilles et de tiges de la même plante; tisanes de patience, de labardane dite *laparasse*, souvent ensemble et autant d'une plante que de l'autre; puis faire bouillir avec du vin une poignée de peau de tilleul, prendre froide cette tisane, mélangée en parties égales avec du vinaigre pur, de l'eau-de-vie, de l'Eau Saintonge, un peu plus de térébenthine et parts égales de fleurs de soufre et de farine de moutarde, y ajouter un peu d'herbe de Saint Jean hachée et faire du tout une pommade assez molle et compacte, la mettre sur le mal et la maintenir avec une bandelette assez longue et assez large. Suivre ce traitement pendant quinze jours et le continuer plus longtemps s'il fait du bien. On peut mettre aussi sur le siège du mal de la Pommade Auscitaine, parfois pétrie avec de l'herbe de Saint-Jean et des orties hachées, d'autres fois arrosée de vinaigre ou d'Eau de Saintonge pure; par temps y mettre le suc pur et jaune de l'herbe de Saint-Jean, des fois une hachure ou les feuilles entières de cette herbe. Frictions et cataplasmes de Pommade Anscitaine, unie à une décoction vineuse de scordium, d'absinthe, de scabieuse, d'aigremoine, de fleurs de petite centaurée, de péricon et d'herbe de Saint-Jean, à laquelle il faut ajouter de l'esprit de vin et du sel marin ; des fois mettre sur le mal une égale part de potasse et de chaux vive pulvérisée, bien mélanger; d'autres fois détremper avec du vinaigre ou de l'eau-de-vie celle de ces pommades qui fera le plus de bien, et continuer à l'employer. Ce traitement, mis en œuvre au début du mal, a guéri plusieurs personnes attaquées de cancers aussi gros que des œufs; je n'en connais pas qui l'aient suivi sans être guéries et je pourrais en citer plusieurs à qui le médecin voulait faire l'amputation, et qui ont été guéries en suivant le traitement ci-dessus et en employant l'herbe de Saint-Jean. François Lescure.

L'herbe de Saint-Jean, qu'on appelle aussi *clairette*, ressemble un peu au plant de colza, ainsi que sa graine, mais elle est plus petite, son suc est jaune et brûlant, son odeur est un peu forte. J'en enverrai aux personnes qui m'en feront la demande par lettre affranchie. François Lescure.

Traitement du cancer : Térébenthine de chio, 6 gr.; fleur de soufre, 4 gr.; pour trente pilules. Le malade commencera par trois pilules les premiers jours, pour arriver à six ou à huit au bout d'un mois. Après trois mois de traitement, le suspendre pendant trois jours. Tous les quinze jours, pour la potion, on commencera par faire une solution éthérée de térébenthine, 30 gr. dans 50 gr. d'éther sulfurique Puis on formule : solution de térébenthine, 8gr.; mucilage de gomme adhérente franchement préparée, 10 gr.; eau, 8. Mêlez et ajoutez peu à peu la solution suivante : fleur de soufre, 2 gr.; sirop de soufre, 4 gr.; eau, 4 gr. Agitez et ajoutez de l'eau nécessaire pour faire 610 gr. — Comme traitement local, le Dr Clt y emploie des injections faibles de perchlorure de fer et de glycérine. (*Médecine populaire*)

Solution pour calmer des douleurs de cancer : sulfate d'atrophine, 1 gr.; eau distillée, 1,000 gr. Faites dissoudre dans le cas de cas de cancer, imbiber des compresses de cette solution et les appliquer sur la région douloureuse, en les recouvrant de taffetas ou de gutta-percha pour empêcher l'évaporation; on les renouvelle trois ou quatre fois par jour. (*Journ. de Méd. de Paris.*)

Carreau des enfants. — *Traitement* : Appliquer sur le ventre tantôt des compresses d'eau fortement vinaigrées, ou d'Eau Saintonge, étendue d'eau naturelle. La nuit, mettre sur le ventre un cataplasme de farine de lin, d'huile bonne à manger et quelques gouttes d'Eau Saintonge ou d'ammoniaque, saupoudrée de camphre et d'un peu de sel gris; cataplasme de graine de lin bouillie; tantôt un petit lavement de guimauve, de riz ou de graine de lin et un peu d'huile d'olive; frictionner le ventre, le dos et les reins avec de la même huile. Faites boire à l'enfant tous les matins du lait, bouilli avec cinq ou six gousses d'ail et un peu d'oignon, tisanes de salsepareille, de chiendent, avec une petite pincée de sel gris; lui faire prendre trois ou quatre fois par jour une cuillerée d'huile de foie de morue. François LESCURE.

Cauchemar. — *Traitement* : Prendre de temps en temps à ses repas du laitage et, pour toute boisson, ne boire que de l'eau pure ou simplement rougie ou vinaigrée, point de boissons alcooliques, très peu de vin pur, surtout du blanc; avant de se coucher, faire une petite promenade et boire un verre d'eau fraîche, quelquefois sucrée, alcalisée de quelques gouttes d'Eau Saintonge ou d'éther; coucher sur un lit en pente, la tête très élevée. Pour les personnes qui ne peuvent pas faire de promenade, boire des tisanes de porcelle (pelleporc), de grimoine, de scabieuse, de salsepareille, de coquelicot, de chiendent; quelquefois sucrées, alcalisées d'Eau Saintonge ou de vinaigre. Continuer ainsi jusqu'à guérison. F. L.

Catarrhe pulmonaire. — *Traitement* : Porter de la flanelle sur la peau, se tenir chaudement couvert dans un lit bien chaud, suer, puis se changer; bonne nourriture avec viande de boucherie, de la volaille et bon bouillon bien assaisonné, en prendre souvent un bol bien chaud, des fois avec du bon vin ou quelques gouttes d'eau-de-vie ou de vinaigre; saler et épicer raisonnablement ses aliments et y mettre de l'ail et de l'oignon; avec la soupe, une ou deux cuillerées de farine populaire; boire du bon vin, de l'eau avec du vinaigre ou de l'eau-de-vie; prendre parfois du vin chaud bien sucré ou du sirop auscitain; il serait bon de boire de l'urine au sortir du corps. Les vieillards et les personnes faibles useront de laitage. Où paraît être le siège du mal, sur la poitrine et entre les deux épaules, compresses d'Eau Saintonge pure, d'eau-de-vie, de vinaigre, et mieux s'ils sont salés et camphrés; imbiber un mouchoir de cette préparation et le mettre autour du cou. Lotions sur la poitrine, sur le cœur, sur l'estomac, sur les côtes, derrière le dos et sur les reins, ainsi que des compresses du même liquide; cataplasmes de son ou de Pommade Auscitaine arrosés avec la dite préparation; au besoin lavements au son; tisanes de fleurs de guimauve, de bourrache, de chiendent, d'orge et de mélisse, les prendre assez chaudes et sucrées, des fois alcalisées d'Eau Saintonge; prendre souvent une forte potion de sirop auscitain et se tenir dans la bouche des pastilles. Au commencement de la guérison, boire souvent de l'eau pure de fontaine, de rivière ou de ruisseau, quelquefois alcalisée d'Eau Saintonge ou de vinaigre; fumer parfois camphre ou tabac. F. L.

Chauvette, tête chauve, chute des cheveux. — *Traitement* : Se faire tailler les cheveux court et même se faire raser la tête, surtout en été; porter une coiffure assez douce qui prenne bien la tête et qui pompe la sueur, tel que mouchoir;

béret, grecque. Quand on a la tête en sueur, il faut l'essuyer et ne jamais l'exposer à l'air, ni la laver dans cet état; souvent la lotionner à l'Eau Saintonge, étendue par moitié d'eau naturelle, ou bien avec du vinaigre, de l'eau-de-vie ou du rhum, et mieux s'ils sont salés ou camphrés; on fait fondre ensuite de la moelle de bœuf, et on met dans cette solution un peu d'eau-de-vie ou de rhum, deux ou trois gouttes de vinaigre et un peu de jus de citron; mêler le tout ensemble. Chaque soir en mettre un peu dans le creux de la main et se graisser la tête jusqu'à la peau. Ne pas abuser de boissons alcooliques. Ce traitement arrête non-seulement la chute des cheveux, mais encore les fait repousser quand ils sont tombés. François LESCURE.

Contre la chute des cheveux : Gingembre gris, 100 gr.; gingembre blanc, 200 gr.; alcool à 90 degrés, 3 litres. Faites macérer quinze jours, filtrez et ajoutez-y essence de menthe, 2 gr.; essence de canelle, 2 gr.; essence de girofle, 1 gr.; eau de rose, 500 gr. Tous les matins, en remplir le creux de la main et s'en lotionner la tête.

Lotion contre les pellicules et la chute des cheveux : rhum, 500 gr.; extrait liquide de quina, 10 gr.; essence de menthe, 1 gr.; essence de canelle, 2 gr. 5 gr. pour se lotionner la tête.

Pommade contre la calvitie : Moelle de bœuf préparée avec de l'huile d'amandes douces, 25 gr.; moelle de bœuf, 75 gr.; extrait de quinquina, 10 gr.; acide gallyque, 10 gr.; rhum, 10 gr.
(Médecine populaire.)

Choléra, peste. — *Traitement :* En se levant, avant de sortir de sa maison, manger un peu de pain et boire un peu de vin, en eau vinaigrée, manger les aliments salés, épicés et préparés avec de l'ail et de l'oignon; pour boisson, boire du vin ou de l'eau vinaigrée, ou autres alcooliques; souvent, principalement le matin et le soir, manger de l'ail et de l'oignon au croque sel et en salade; souvent boire un petit verre d'eau-de-vie ou liqueurs alcooliques, en eau vinaigrée; constamment porter sur soi du camphre ou du tabac, en priser, en chiquer ou fumer souvent; mais au moindre symptôme malaise, boire un peu d'eau-de-vie ou autres alcooliques; sur la poitrine, sur le dos et même sur tout le corps, lotion avec de l'eau saintonge, du vinaigre, de l'eau-de-vie ou autres alcooliques et des mêmes liqueurs, ainsi qu'ammoniaque; de temps à autre, en mettre un peu dans un verre d'eau et en respirer; prendre par le haut ou par le bas un peu d'huile de ricin ou d'huile bonne à manger, avec deux cuillerées d'huile et une de vinaigre; donnez de l'air, brûlez du soufre dans les appartements, purifiez les en y jetant à droite et à gauche un peu de vinaigre, sur une pelle ou un chaudron rougi au feu, dans les appartements et les alentours, brûlez un peu de poudre, jetez de l'ammoniaque ou de l'eau saintonge sur les égoûts, fumiers et toutes puanteurs, les couvrir d'une bonne couche de terre, principalement le matin et le soir, autour des habitations, marais, cours d'eaux, allumer des grands feux; si on peut on jette dans la flamme du sel, du souffre, de la poudre ou branches vertes de sapin, de génébrier ou autres odorants; continuer ainsi et mieux si on le sait; ne jamais désespérer et l'épidémie cessera vite; c'est avec ces moyens, que le père de la Médecine, l'immortel Hipocrate, fit cesser la peste à Athènes et en sauva les Athéniens.   F. LESCURE.

CONTRE LE CHOLÉRA MORBUS. — Dès le début, arrêter la diarrhée avec des demi lavements tièdes, d'amidon, de tisane de riz, thé léger, diète absolue, contre les vomissements, eau gazeuse ou glacée; quand ils ont cessé punch, vin chaud, entourer le corps de cruchons d'eau bouillante, de sachets de sable ou de briques chauffés, frictions sèches ou avec un liniment, parties égales d'huile et d'alcool alternés avec des sinapismes sur les membres, la poitrine, les pieds et les mains, bandes serrées autour des régions assiégées par les crampes, désinfecter et purifier les appartements, la chambre et les habits du malade et le tenir un peu chaudement vêtu.   (*Médecine populaire.*)

Chute. — *Traitement* : S'il y a évanouissement, perte de connaissance, arroser et compresses d'eau froide sur le crâne, sur la figure, sur la poitrine et sur la blessure, faire sentir du vinaigre, de l'eau saintonge, de l'eau-de-vie, de la sédatine, de l'ammoniaque ou autre bon, fort et odorant; si le corps est meurtri, bains dans lequel on mettra cinq ou six pelles de braise, un morceau de fer ou une pelle rougie au feu, un peu de vinaigre et un bon peu de sel gris; continuer les bains pendant trois jours, les suspendre autant, puis, les reprendre et continuer au besoin, si l'intérieur ou la tête est meurtri; jusqu'à guérison ne boire que de l'eau fraîche des fois alcalisée d'eau saintonge, de vinaigre, d'ammoniaque et d'ether; après cela si la tête est prise, s'il y a des étourdissements, compresses d'eau froide, des fois d'eau saintonge, de vinaigre, d'eau vinaigrée sur la tête et de la même manière une cravate imbibée autour du cou, prendre garde aux yeux; si le mal ne cède pas, mettre six à huit sangsues derrière les oreilles, trois ou quatre à chaque, la moitié pour les petits enfants, si le corps est engourdi de malaise, le lotionner et compresses d'eau saintonge, de vinaigre, d'eau fortement vinaigrée, d'eau-de-vie et mieux si elle est à la fois salée et camphrée; agir de même sur la blessure s'il n'y a pas écorchure; s'il y en a, cataplasme de pommade auscitaine ou graisse blanche, des fois pétrie avec de l'herbe de S.-Jean hachée; après cela, si la partie meurtrie reste noire, si le sang s'y est porté, pour le tirer y mettre des sangsues, pour cela on fera bien de voir le médecin.   LESCURE.

Chute de l'anus dit budel. — *Traitement préservatif et curatif* : Quand le boyau dit bourrelet est sorti du fondement, le graisser avec de l'huile ou graisse pure bien huilée et avec les mains aussi un peu graissées, faire rentrer le boyau, porter une ceinture dans le bas ventre, boire du vin pur ou de l'eau vinaigrée jusqu'à guérison. François LESCURE.

Secours d'urgence contre cette chute : Coucher horizontalement la tête plus basse que les cuisses, les jambes écartées et relevées, lotionner le bourrelet avec une éponge fine imbibée de vin sucré, de vin aromatique; appuyer les doigts, préalablement graissés, sur la tumeur et la refouler tout doucement jusqu'à ce qu'elle soit entièrement rentrée, corps étrangers, noyaux de fruits graines de figues de barbarie arrivent aux environs de l'anus et déterminent des vives douleurs. Secours d'urgence, enduire l'anus avec de l'huile ou du beurre, y introduire bien graissé, un fer à tuyauter ou des petites pinces ou une petite cuillère à café, puis retirer le corps vulnérant, des lavements très abondants d'eau tiède contribueront à l'expulsion complète des petites graines.

(Médecine populaire.)

Cœur, maladie du cœur. — *Traitement :* Porter constamment de la flanelle sur la peau, si l'été on ne peut la supporter mettre par dessus la chemise une blouse ou autre chose de léger pour couper l'air, exercice corporel pour suer, puis se changer, saler passablement ses aliments et de même souvent les épicer et les préparer avec de l'ail et de l'oignon, jusqu'à guérison; pour toute boisson ne boire que de l'eau pure de fontaine, de rivière ou de ruisseau ou simplement rougie, vin pur, surtout du blanc, boissons alcooliques, point ne rien prendre qu'à de longs intervalles et très peu; user du laitage, principalement le soir, comme soupe trempée de lait, ainsi que des armottes avec du bon maïs, souvent et principalement quand on soupe; tisane tantôt de porcelle dit pelle porc, de grimoine, de coquelicot, de chiendent, de salsepareille, de racine, feuille et tige de patience, de laparasse dit labardane, de feuille de pêche, de racine et feuille de chicorée sauvage et autres tisanes pour cela, des fois mêlez avec un peu d'orties et alcalisez d'eau saintonge, d'ammoniaque, d'éther, pour les battements, étouffements forts, lotion et compresses d'eau saintonge, de vinaigre, d'eau-de-vie, sur le cœur et de la même manière une cravate imbibée autour du cou, sur les mêmes endroits friction et cataplasmes de pommade aussitaine, cataplasmes de son souvent; après la friction et sur la douleur, avec le poil touchant la peau, y mettre, bien chaud, une peau de lièvre, de lapin ou de chat, les retirer quand elles sont trempes, remplies de sérosité, et renouvelez souvent ce pansement. La même peau sèche peut servir de nouveau, ce qui est aussi très bon, mais non agréable, c'est une petite flagellation ou frottement sur la douleur avec des horties; de temps à autre, principalement le matin et le soir, boire un verre d'urine à la sortie du corps, si on est sanguin, gras, replet, jeune, sortir de table avec appétit en un mot diminuer la force du sang et l'embonpoint, et combattre les causes de la maladie, si on est faible et maigre, manger assez pour soutenir ses forces, souvent tisane de racine de patience, si on a besoin de se purger employer de préférence le purgatif du curé de Deuil, le voici : racine de guimauve coupée, 15 gr.; patience coupée, 15 gr.; chiendent coupé, 15 gr.; réglisse coupée, 15 gr.; feuille de chicorée, 7 gr.; faites bouillir ces cinq substances pendant dix minutes dans trois bouteilles d'eau de rivière ajoutez-y follicules de séné, 20 gr.; rhubarbe, 4 gr.; sulfate de soude, 4 gr. Laissez infuser le tout pendant dix heures et buvez dans la matinée, en deux ou trois heures, selon l'effet produit.

François LESCURE.

Colique. — *Traitement* : Prendre par le haut un peu d'huile de ricin ou autre bonne à manger, des fois y mettre deux ou trois gouttes de vinaigre, et par le bas des lavements de son, de graine de lin ou autres bons pour cela, en y mettant un peu d'huile de ricin ou autre bonne à manger, sur le ventre, sur le dos, sur l'estomac et sur les reins, tantôt lotions et compresses d'eau saintonge, de vinaigre, d'eau-de-vie et mieux si elle est salée et camphrée, frictions, cataplasmes de pommade auscitaine, cataplasmes de son ou autres bons pour cela, prendre dans un petit verre de liqueurs deux ou trois cueillères à café d'assafœtida en poudre, et la moitié pour les enfants, tisane de blanc d'œufs, de feuilles d'artichauds, de grimoue, de serpolet, de chardons, de racine de fenouil avec feuille de tilleul, des torchons de toile, un fer à repasser, une assiette, de briques et de tuiles chauffées et enveloppées dans un linge et bien chaud sur le ventre; des fois un petit verre d'eau-de-vie ou sirop auscitain avalé fait cesser instantanément les plus mauvaises coliques. François LESCURE.

CONTRE LA COLIQUE. — Secours d'urgence, diète d'aliments, boissons émollientes, eau panée, eau de riz, de gruau, tisanne de guimauve, de fleurs d'oranger, chez les enfants une cueillère à café d'huile d'amande douce par la bouche, cataplasmes émollients arrosés, de six à huit gouttes de laudanum, bains de sièges composés de décotion de feuilles d'oranger, de romarin s'il y a constipation, lavement d'eau salée ou savonneuse, demi-lavement d'eau fraîche, chez les enfants un remède populaire assez efficace, consiste à introduire dans l'anus un poireau préalablement cuit sous la cendre, potion contre la colique, sirop de diacode, 10 gr.; sirop de coing, 20 gr.; eau de menthe, 40 gr.; eau ordinaire, 50 gr.; en prendre deux fois dans un quart d'heure d'intervalle.

(*Médecine populaire.*)

Constipation. — *Traitement* : Faire diète, manger les aliments salés, épicés et préparés avec de l'ail et de l'oignon; des fois à jeun manger des biscuits de soldats et là dessus boire de l'eau pure; de temps à autre, principalement le matin et le soir, manger avec du pain de l'oignon au croque-sel ou en salade, un peu de soupe de choux, viande pas trop, jusqu'à guérison pour toute boisson de l'eau pure et fraîche, des fois ferrée et étamée, on la fait ainsi en mettant du fer principalement rouillé et de l'étain dans le verre ou autre qui la contient, la meilleure eau ferrée est celle où le forgeron trempe le fer rouge, elle n'est pas la meilleure au goût, mais elle est la plus efficace, souvent boire de l'eau vinaigrée ou piquette, mettre une boulette, un rouleau de suif de mouton sur le nombril, exercice corporel un peu fatigant, tel que courses, chasse, jeux de quilles, bêcher comme les hommes de peine; en agissant ainsi, on ne sera jamais constipé, toujours bien portant et de bon appétit. François Lescure.

Les personnes qui ne font pas d'exercice et qui sont atteintes de constipation opiniâtre, emploieront avec avantage les pilules suivantes : aloès, 1 gr.; extrait de coloquinte, 1 gr.; extrait de rhubarbe, 1 gr.; gomme-gutte, 1 gr.; extrait de jusquiame, 25 cent.; huile essence d'anis, deux gouttes pour vingt pilules que l'on argentera. On prend chaque deux ou trois jours une, deux ou trois de ces pilules, suivant l'action qu'elles exercent sur les intestins; elles doivent provoquer une évaporation facile et naturelle, semi-diarrhéique. Le moment de les prendre n'est pas le même pour tout le monde : chez quelques personnes elles causent une sorte d'indigestion, ou agissent avec une grande rapidité et donnent des évacuations la nuit, ce qui trouble le sommeil d'une manière désagréable. Lorsque ces pilules ont une action trop rapide, il faut les prendre le matin à jeun; dans le cas contraire, le soir en se couchant, de façon qu'elles procurent une garde-robe le lendemain matin. Quelques personnes préfèrent la rhubarbe en poudre, qu'elles prennent en se mettant à table à la dose de 40, 50 et 60 centigr. Enfin, on combattra encore avantageusement la constipation par l'application sur le ventre de compresses imbibées d'eau froide, en même temps que par l'usage journalier d'un verre d'eau miellée pris le matin au réveil. Tel était le traitement employé par l'illustre Dr Trousseau pour combattre cet état.

Pilules contre la constipation : sulfate de quinine, 1 gr.; pipermin, 75 centigr.; extrait de noix nomique, 20 centigr.; calomel, 75 cent.; F. S., 30 pilules, une pilule le matin et une le soir. Pour les enfants, follicule de séné, 2 parties; racine de réglisse, 2 parties; poudre de fenouil, 1 partie; soufre lavé, 1 partie; sucre de lait, 6 parties. A la dose d'une demi-cuillerée à café dans un peu de lait ou après chaque tétée.

Autre recette : Un quart de cuillerée à thé d'huile de foie de morue, deux parties; eau de chaux, à sirop chlorphos de chaux, une partie. (Médecine populaire.)

Racahout des arabes : Cacao torréfié, 15 gr.; fécule de pommes de terre, farine de riz, 40 gr.; sucre, 60 gr.; vanille, 2 gr. On peut prendre le racahout avec du bouillon ou avec du lait; dans ce cas, on met deux ou trois cuillerées de racahout dans 250 gr. de lait.

(*La Science pour tous.*)

Contusion, meurtrissure. — *Traitement* : Si des échardes de bois, épingles, épines ou autres, se sont mises dans les chairs, les tirer avec les doigts, les ongles ou petites pinces, laisser couler un peu la plaie, puis laver à l'eau froide ou vinaigrée; si on veut être vite guéri, mettre sur la plaie une compresse de vin pur ou sel ou urine. Pour les contusions et meurtissures, laver la plaie et les alentours avec de l'eau fraîche; s'il n'y a pas écorchure, lotion et compresses d'eau Saintonge ou eau-de-vie, vinaigre; s'il y a écorchure, cataplasme de pommade Auscitaine ou de graisse sucrée mêlée d'huile bonne à manger, des fois pétrie avec de la citrouille bouillie et un peu de glycérine, compresses d'huile de péricon ou d'eau tilleul; continuer ainsi jusqu'à guérison.

François LESCURE.

Secours d'urgence dans les contusions et meurtrissures : Recouvrir la région blessée de compresses imbibées constamment d'eau fraîche, aiguisée d'eau de-vie camphrée, d'eau sédative, d'eau blanche de teinture, d'arnica, d'eau vinaigrée ou salée, lotion maintenue convenablement par un bandage très léger. Une coutume populaire consiste à exercer sur ces bosses une compression assez énergique au moyen d'une pièce de monnaie, d'un caillou plat, placés entre deux linges et serrer contre la tumeur au moyen de tour de bande. Cette pratique est bonne quand la bosse sanguine apparaît dure et suffisamment développée et que la constriction nécessaire devient facilement supportable pour le blessé.

CONTUSION DU CERVEAU, S. DG. — Ranimer le blessé en lui faisant respirer de l'alcali, du vinaigre, des odeurs aromatiques, frictions avec les mêmes substances et sinapismes sur la région du cœur et sur les membres, demi-lavement d'eau salée, réfrigérants sur le crâne en permanence, tisane de mélisse, d'arnica, de feuille d'oranger, limonade.

CONTUSION DE L'ŒIL, S. O. — Insister sur les bains de pieds, sinapismes sur les applications, permanente, eau très froide sur la région oculaire; l'œil sera complètement soustrait à la lumière par un bandeau léger et la chambre du blessé tenue dans une demi-obscurité.

CONTUSION DE LA POITRINE, S. D. — Boissons gommeuses, antismadique, demi-lavement au sel, silence rigoureux. Quand la contusion a porté sur le sein, notamment chez la femme, friction de pommade camphrée que l'on recouvrira de cataplasmes arrosés de quelques gouttes de laudanum; que la douleur soit vive ou non, cet accident, négligé dès le début, a souvent des suites graves.

CONTUSION DES ÉPAULES. S. D. — Compresses d'eau-de-vie camphrée, d'eau blanche, de teinture d'arnica, en permanence ou bien cataplasmes tièdes de farine de lin aguisés de huit à dix gouttes de laudanum.

CONTUSION DU VENTRE, S. D. — Friction de pommade ou d'huile camphrée, cataplasmes légers de farine de lin, avec dix à quinze gouttes de laudanum ou mieux, vu leur étendue et la grande quantité de laudanum, à employer : castaplasmes faits avec la décoction de tête de pavot, tisanes acidulées, limonades, eau vinaigrée, sirop de groseille, demi-lavement émollient ou salé, eau sucrée avec hydrolat de fleurs d'oranger ou quelques gouttes d'éther, bains de siège composés de décoctions arromatiques, sauge, thym, verveine romaine, avoir soin de soulever le drap afin qu'aucune pression sur l'abdomen n'éveille les douleurs.

CONTUSION DES REINS, S. D. — Lavement d'eau froide simple, eau vinaigrée; pour boisson, tisanes émollientes avec du lait, alternant avec des boissons acidulées, citron, orangeade, bains des mains et des pieds dans de l'eau sinapisée, vessie pleine de glace sur la région des reins, température douce dans la chambre, couverture. — Dr BERTHERAND.   (*Médecine populaire*)

Convulsions, affections nerveuses. — *Traitement* : Desserrer du tronc et des membres tout lien, donner de l'air, faire respirer de l'eau Saintonge ou vinaigre, ammoniaque, eau de cologne ou autre bonne pour cela, lotions et compresses d'eau froide sur la tête, la figure et le cou, des fois lotions et compresses d'eau Saintonge ou eau vinaigrée sur la tête, autour du cou, sur la poitrine, l'estomac et le cœur, prendre garde aux yeux, aux fondements et aux écorchures, faire desserrer les dents en frottant les gencives avec de l'eau Saintonge ou vinaigre, ammoniaque étendu d'eau et mettre entre les dents et les mâchoires le manche d'une fourchette ou autre pour empêcher de se crocheter, faire boire un verre d'eau froide, des fois alcoalisée de quelques gouttes d'eau Saintonge, d'éther, d'ammoniaque; de temps à autre, tisane tantôt de romario de tilleul, d'escabieuse, de grimoine, de mélisse, souvent alcalisée d'eau Saintonge ou d'ammoniaque, d'éther, vinaigre, souvent prendre un peu d'huile de ricin ou autre bonne à manger; avaler un peu de camphre ou d'aloès avec de l'eau, sirop Auscitain, avec la soupe, nue à deux cueillerées à soupe de farine populaire et jusqu'à guérison; pour boisson, ne boire que de l'eau pure de fontaine, rivière ou ruisseau, ou simplement rougie; vin pur, très peu; boisson alcoolique, point; continuer ainsi, on guérira en peu de temps, et sans danger.

François LESCURE.

CONTRE LES AFFECTIONS NERVEUSES. — Secours d'urgence : Ils sont les mêmes dans tous ces accès nerveux. Coucher le malade la tête élevée dans une chambre à air pur et doux, le débarrasser de toute contusion due aux vêtements, corset, jarretières, cravate, gilet, ceinture élastique, veiller à ce que dans ses mouvements le

patient ne se blesse pas, prévenir les chutes, mettre par précaution
un tampon de liège ou d'amadou ou autre pour qu'on ne soit pas
mordu dans l'épilepsie notamment, agiter autour de la personne
de l'air pur, faire respirer de l'eau sédative, des sels anglais, des
eaux de toilette, eau de cologne, vinaigre de Bully, de l'éther,
du musc, lavement d'eau salée, lotion froide sur le crâne, la face
autour du cou, sinapismes aux jambes, frictions d'eau-de-vie
camphrée sur tous les membres contre les vomissements eau
gazeuse ou glacée en boisson; contre la dentition difficile chez les
enfants, frictionner les gencives avec du miel dans lequel a broyé
finement du safran, cataplasmes tièdes de farine de lin, soit dans
la décoction du pavot, sous la mâchoire, si l'accès nerveux persiste,
plonger le malade dans un grand bain tiède prolongé, essayer
le procédé du Dr Bicelle, qui consiste à appliquer le pouce et
l'index à forme d'arc sur les deux tempes, tandis qu'on place le
pouce de la main droite dans la région correspondante au trou
occipital, à la nuque, puis à presser fortement en sens inverse, le
premier de haut en bas, le second de bas en haut, de manière à
faire décrire à la tête un mouvement demi circulaire, l'enfant
pousse alors un cri aigu et la convulsion s'arrête, palpitations
nerveuses, battement du cœur qui survient surtout lors du coucher produit par les impressions morales, vives, accompagnées de
faiblesse, d'agitation, de suffocation, tisane de verveine, de
feuille d'oranger, quelques gouttes d'éther dans un quart de verre
d'eau, des frictions d'eau-de-vie camphrée ou des synapismes, des
mouches de Milan sur la région du cœur, un lavement à l'huile
camphrée, une cueillerée à soupe, de l'air ventilé et frais.

(*Médecine populaire.*)   Dr BERTHERAND.

Coqueluche. — *Traitement* : Tisane antispasmodique,
oranger, thym, verveine émétique, 5 centigr. dans quatre ou cinq
cuillerées de tisane ou bien sirop d'ipéca, une grande cuillerée
toutes les cinq minutes jusqu'à vomissement; sinapismes, demi-
lavement de sel ou contenant une cuillerée à soupe d'huile camphrée.

Autre traitement : Vin d'ipéca, 10 gouttes; vin stibié, 300 gr.;
teinture de camphre, 20 gouttes; pour un boch de 8 onces, dont
on prendra deux cuillerées à café toutes les quatre heures. Lorsque la maladie, nettement confirmée, présente le caractère con-
vulsif, employer la fleur de soufre sous la forme suivante : fleur
de soufre, de 40 à 90 gr.; sucre de lait, 1 gr.; poudre de racine
d'iris, 15 gr. Mêler, faire dix doses égales de cette poudre et prendre toutes les deux heures dans du lait. Dans les cas où le soufre
a échoué, la cochenille a donné de bons résultats; la formule
suivante est la plus usitée : cochenille, 50 centigr.; bitartre de
potasse, 50 centigr.; sucre, 15 gr.; eau bouillante, 100 gr.

Potion à prendre pendant vingt jours contre la coqueluche pa-
rasitaire : Acide chimique cristallisé, 1 gr.; sirop de menthe,

40 gr.; eau, 80 gr. Trois ou quatre cuillerées à café par jour,
additionnées d'eau.

Sirop contre la coqueluche : Sirop d'opium, 50 gr.; sirop de
quinquina au vin, 50 gr.; sirop de dépicacuana, 50 gr. Matin et
soir par cuillerées à café.

Contre la coqueluche, le D' Kahleissre recommande aussi cette
préparation : Racine de belladone, 2 décigr ; poudre de douver,
fleur de soufre lavé, 5 gr.; sucre blanc pulvérisé, 16 gr. On mêle
et on divise en vingt paquets, on administre un paquet toutes les
trois heures. Entre chaque prise on peut donner, si le médecin le
juge utile, une cuillerée à thé de la potion suivante, potion de
Bahleisse : Eau de camomile, 32 gr.; sirop simple, 8 gr.; acide
prussique de Vauquelin, 12 gouttes. On augmente ou on diminue
la dose selon l'âge.

Mixture contre la coqueluche : Tannin pur, 3 décigr.; extrait
de belladone, 3 centigr.; extrait de ciguë, 5 centigr.; infusion de
séné, 60 gr.; eau distillée de penconie, 30 gr.; sirop de guimauve,
25 gr. Par demi-cuillerées à bouche toutes les deux heures.

(*Médecine populaire.*) »

Coryza ou rhume du cerveau. — *Traitement* : Se
couvrir chaudement la tête pour la faire transpirer, pour que la
coiffure pompe la sueur; se faire tailler les cheveux au ras, priser
du camphre ou du tabac, renifler de l'eau salée ou de l'eau vinaï-
grée, principalement le soir en se couchant se mettre un peu de
snif dans les narines, se gargariser à l'eau-de-vie ou au vinaigre,
faire transpirer avec des boissons très chaudes, bourrache, violettes; mettre des sinapismes entre les deux épaules, aux jambes,
faire des fumigations émollientes, permanentes en présentant à
l'orifice des conduits naseaux le goulot d'une bouteille ou une
éponge contenant des liquides très chauds; chez les nouveaux-nés
le gêne de respiration nasale les empêche de prendre le sein, il
convient alors de leur introduire de temps en temps en temps
dans les narines, un petit linge tortillé pour débarrasser les conduits des sécrétions qui les obstruent, puis on leur donne le lait
maternel à la cueillère, on peut aussi les plonger dans un demi-
bain tiède sinapisé si le temps le permet, il convient d'asperger
le plancher de la chambre toutes les heures avec trois ou quatre
cuellerées d'eau sédative.　　　　　　François LESCURE.

Cors aux pieds. — *Traitement* : Appliquer sur le cor,
tantôt un peu d'oseille bouillie ou la feuille entière, ou hacher de
l'herbe de St-Jean, un peu d'oignon, principalement blanc, ou
feuille de lierre; ces deux mis dans le vinaigre quatre ou cinq
heures avant de s'en servir, ou mettre sur le cor un peu de pommade auscitaine, du coton en rame ou du suif, le tout maintenu
avec une bandelette, on imbiber le cor tous les jours avec un peu
de solution de sulfate de potasse.　　　　　　François LESCURE.

Emplâtre contre les cors, cire jaune, 250 gr.; térébenthine, 60 gr.; sous-acétate de cuivre, 15 gr.; mêlez et étendez sur une toile et faites un sparadrap. (*Médecine populaire.*)

Corps étrangers dans l'œsophage ou dans le larynx. — Ces corps étrangers, tels que parcelles d'os, boutons, épingles, agrafes-monnaie, haricots, morceau de verre, bagues, boucles d'oreilles, etc., introduits dans l'œsophage ou tube membraneux qui conduit de l'arrière-gorge à l'estomac ou dans le larynx, organe de la voix, produisent de la suffocation, de la difficulté de respirer et des douleurs plus ou moins vives.

Secours d'urgence : Faire vomir avec de l'eau et de l'huile mélangé à parties égales, ou de l'eau tiède en abondance ou en titillant la lutre avec des barbes de plumes, soit encore en administrant 5 centigr. d'émétique dans un doigt d'eau, à plusieurs reprises et en un quart d'heure de distance; puis faire avaler des morceaux assez gros de mie de pain, ou une petite éponge attachée après un long fil, puis le retirer d'un coup sec et avec violence, procédé qui est assez dangereux; pour provoquer parfois l'étouffement, il ne devrait pas être conseillé, si c'est des morceaux de verre, des objets à angles aigus, pointus et coupants ont été avalés, donner des aliments pâteux, de la panade, des marrons rôtis, de petites pommes peu cuites, de la bouillie épaisse et provoquer ensuite le vomissement. (*Médecine populaire.*)

Coup de soleil. — *Traitement* : Compresses d'eau froide sur la tête, sur le front et sur la partie malade, renouvelez quand l'eau n'est plus froide, mettre un verre d'eau froide sur le front, sur le crâne ou la partie malade et renouvelez au besoin jusqu'à guérison s'abstenir de vin et boissons alcooliques, si on veut guérir vite ne boire que de l'eau fraîche, ne manger que de la soupe et du pain trempé à l'eau fraîche, des fois compresses d'eau saintonge, de vinaigre, d'eau fortement vinaigrée, sur la poitrine, sur l'estomac, sur le cœur et une cravate imbibée autour du cou, compresses sur la tête et derrière les oreilles. Fr. LESCURE.

Crachement de sang. — *Traitement* : Comme dans la pneumonie, fluction de poitrine, faire boire de suite des boissons froides accidulées, limonade gazeuse, eau vinaigrée, eau glacée, par petites gorgées de la décotion froide de rose de previns, mettre les pieds, puis les mains dans l'eau tiède aiguisée d'une poignée de farine de moutarde, promener des sinapismes sur les côtés de la poitrine et entre les épaules, silence absolu, le crachement de sang peut provenir de ce que les sangsues filiformes se sont introduites dans l'arrière-gorge et y séjournent, ou bien sont descendues dans l'estomac; dans le premier cas, faire gargariser fréquemment avec de l'eau vinaigrée, de l'eau salée et du vin; dans le second cas, administrer un vomitif, puis faire boire en abondance de l'eau vinaigrée ou salée; chez les poitrinaires phtisiques il survient divers accidents qui réclament des secours instantanés on les soulage, des sueurs extrêmes abondantes et très fatigantes en lotionnant le front, la poitrine, etc., avec une éponge dans de l'eau aussi chaude qu'elle peut-être supportée, puis en séchant très rapidement mais sans exercer des frictions, qui auraient l'inconvénient d'exciter d'avantage la fonction de la peau et d'affaiblir encore plus le malade, quand le sang rendu par la bouche vient de l'estomac, vomissements de sang, il y a des douleurs vives et plénitudes au creux de l'estomac anxiété profonde.

Potion contre le crachement de sang : Extrait de ratanhice, 8 gr.; sulfate d'albumine et de potasse, 10 centigr.; infusion de rose de provins, 120 gr.; sirop tartrique, 30 gr.; pour une potion à prendre par cuillerée toutes les deux heures; en même temps garder le repos et avaler de petits morceaux de glace.

(Médecine populaire.)

Goût de sang, sueur froide, sang expulsé, sans toux, noir en caillot, parfois mélangé avec des aliments.

Secours d'urgence : Coucher le malade, la tête haute, le corps dégagé de tous liens, de toutes compressions, boissons acidulées, limonade, eau vinaigrée, eau glacée, gazeuse, demi-lavements d'eau froide, vessies pleines de glace concassée sur le creux de l'estomac, sinapismes promenés sur les membres supérieurs et inférieurs.

(Médecine populaire)

Crevasses. — *Traitement* : Frictionner les alentours et dessus mettre de la pommade auscitaine, de la glycérine, de la graisse et de l'huile, maintenu avec du papier ou des bandes.

François LESCURE.

CONTRE LES GERÇURES DE LA PEAU. — Cire jaune, 30 gr.; huile, 60 gr.; essence de roses, 6 gouttes; pour les lèvres on le colore avec un peu de carmin.

(Médecine populaire.)

Crampes des membres. — *Secours d'urgence* : Redresser avec lenteur à l'aide des mains enduites d'un corps gras, le pied sur la jambe; en cas de crampes aux membres inférieurs, la main sur l'avant-bras; pour celles des membres supérieurs, maintenir quelques minutes les extrémités dans cette position si les crampes recommencent, réitérer la manœuvre, on se trouve également bien de faire des frictions sur les membres, soit avec des alcools et des essences.

Crampes des écrivains : Les employés de bureaux et ceux qui travaillent du matin au soir avec des machines à coudre, sont prises au bout d'un certain temps des crampes, pour les premières au pouce pour s'étendre aux autres doigts, de la main droite du poignet jusqu'à l'avant-bras; les secondes sont prises de crampes douloureuses dans la jambe qui fait mouvoir la pédale.

Secours d'urgence : Pour les premiers, lier le pouce dans toute sa largeur, après le doigt index, la flexion exagérée du pouce, étant considérée comme la cause initiale de la crampe; dans le second cas, frictions énergiques avec des spiritueux, sur toute la circonférence de la jambe et extension rapide du membre inférieur; maintenu jusqu'à cessation de la crampe.

(*Médecine populaire.*) Dʳ BERTHRAND.

Crampes en général. — *Traitement* : Lotions et compresses d'eau saintonge étendue d'eau, eau vinaigrée, vinaigre, eau-de-vie, eau tilleul; alcaliser, friction de pommade auscitaine, cataplasmes sonnés, lotions et compresses d'eau froide, des fois mêlées d'urine. François LESCURE.

Croup. — *Traitement* : Aussitôt que l'enfant présente les premiers symptômes de la maladie, appliquez autour du cou, des compresses d'eau froide que vous mouillez aussitôt quelles seront échauffées; maintenir autour du malade des vases remplis d'eau bouillante qui seront placés dans différents endroits de la chambre; sans perdre de temps, courez chez le pharmacien et faites lui exécuter la prescription suivante : Perchlorure de fer liquide, 3 gr.; eau, 120 gr.; sirop simple, 30 gr.; vous en donnerez une cueillère à café toutes les demi-heures; ajoutez-y celle-ci : Tartre stebie, 30 centig.; eau, 100 gr.; sirop de fleur d'oranger, 30 gr., vous en donnerez une cueillère à café toutes les demi-heures; vous commencerez le traitement par l'administration de la première potion de perchlorure; un quart-d'heure après donnez la seconde potion et alternez jusqu'à ce que les symptômes d'étouffement aient disparu; en même temps, faites boire des tisanes chaudes, une infusion de feuille de bourrache, appliquez des sinapismes aux jambes ou bien employez les doses suivantes, suivant l'âge du malade. Au-dessus d'un an, le médicament est donné dans les proportions suivantes : Benzoate de soude, 5 gr.; eau distillée, 40 gr.; eau de menthe, 40 gr.; sirop d'écorce d'oranger, 10 gr.; chez les enfants de trois à sept ans, 8 à 10 gr.; chez les enfants de dix à quinze ans, 11 à 16 gr.; enfin pour les adultes, cette dose est portée de 15 à 25 gr., que l'on prendra en un seul jour; dans la potion de 140 gr., il est entendu que les autres éléments de la potion restent les mêmes, malgré l'augmentation de la dose du benzoate qui en est le principe actif.

Autre formule : Phénol, 9 gr.; camphre, 25 gr.; alcool, 1 gr.; huile, 35 gr. Trempez un pinceau dans cette préparation et badigeonnez les fausses membranes au fond de la gorge et dans tous les points où elles se sont développées. Répétez cette opération jour et nuit toutes les deux heures. Si l'enfant est indocile, turbulent, qu'il se refuse à cette opération, ouvrez-lui la bouche et plongez hardiment le pinceau au fond de la gorge, après l'avoir fait égoutter avec soin, afin qu'il ne tombe pas sur la langue de ce liquide amer. On se trouvera bien de l'emploi de cette préparation très simple, que tout le monde peut se procurer sans peine.

Formule du Dr Dubois : Mélanger dans une soucoupe du perchlorure de fer avec de l'eau, par parties égales (quinze gouttes de chaque environ) et versez ce liquide dans la seringue de Pravaz ; l'enfant étant couché sur le dos et solidement maintenu par des aides, enfoncez l'aiguille de la seringue dans la tranchée, au-dessous du cartilage thyroïde, à une profondeur de 1 centimètre à 1 cent. 1/2 ; poussez doucement le piston de façon à injecter cinq à six gouttes. On porte ainsi le perchlorure de fer directement sur les fausses membranes qui, par ce fait, sont frappées de mort. Une heure et demie ou deux heures après cette opération, on donne un vomitif, et l'enfant se trouve immédiatement soulagé. Si les fausses membranes reparaissent, on recommence la même opération et on la continue jusqu'à complète guérison. Dans le cas où l'état du malade ne s'améliorerait pas et que les accès de suffocation fussent plus fréquents et de plus longue durée, se hâter de faire venir un médecin, qui pratiquera la trachéotomie, car l'enfant peut mourir subitement entre vos bras s'il survient un accès plus violent.

Autre formule : Perchlorure de fer liquide à 30 degrés, 10 gr.; glycérine pure, 40 gr. Badigeonner pendant trois jours, de quart-d'heure en quart-d'heure, la gorge de l'enfant avec un pinceau imprégné de ce mélange.   (*Médecine populaire.*)

Dartres. — *Traitement* : Pendant quinze jours, tisane de racine de labardane, dite *laparasse*, et pendant deux ou trois jours ajoutez à cette tisane la feuille et la tige de la même plante. Appliquez sur la dartre, trois ou quatre fois par jour, une tranche de lard frais non salé, et de temps à autre de la pommade auscitaine ou de la moutarde, qu'on y laissera sécher. On peut encore employer avec succès une pommade composée ainsi : huile d'amande douce, 25 gr.; blanc de baleine, 20 gr.; cire blanche, 1 **gr.**; eau de rose, 5 gr.; poudre de camphre, 3 gr. En mettre suffisamment sur la dartre.   François LESCURE.

Autre formule : Farine de moutarde, 4 gr.; acide phénique, 20 gr. — Le mélange suivant est aussi très souverain : Alcool, 60 gr.; eau de fontaine, 99 gr.; racine d'arcanette, 5 gr.; laisser macérer une demi-heure. Lotions et frictions sur le siège du mal.

DARTRES LIQUAMEUSES HUMIDES. — *Traitement* : Huile, 4 gr.; cérat, 30 gr. Frictionner les parties malades s'il survient quelque accident par la disparition des dartres, et les ramener immédiatement par un vésicatoire.

Pendant qu'on emploie les diverses pommades indiquées ci-dessus, il faut suivre le régime suivant : Prendre du lait et des aliments froids; s'interdire les substances épicées, le café et les liqueurs; bains au carbonate de potasse, sulfureux, et d'étuves sèches; exercice au grand air et hydrothérapie.

On applique encore sur les dartres de la charpie imbibée d'un mélange composé de 100 gr. de chlore liquide et de 50 gr. d'eau naturelle. *(Médecine populaire.)*

Démangeaisons. — *Traitement* : Lotions et au besoin compresses d'eau saintonge, d'eau-de-vie, d'eau vinaigrée ou salée, et, à défaut, d'urine au sortir du corps. Frictions et cataplasmes de pommade auscitaine ou d'un mélange de parties égales de glycérine, de graisse et d'huile. François LESCURE

Autre formule : Huile de ricin, 30 gr.; cire, 2 gr ; glcérine, 5 gr. Mélanger le tout sur un feu doux. *(Médecine populaire)*

Lotion antipruriginense de Délaporte : Phénate de soude, 25 gr.; glycérine neutre, 400 gr.; eau de cologne, 75 gr.; eau distillée, 300 gr. On imbibe une éponge de cette solution et on la passe légèrement sur la peau pour calmer les démangeaisons de l'eczéma et du prurigo, et modérer le prurit vulvaire. *(Union médicale.)*

Défaillance, Evanouissement. — *Traitement* : Desserrer tous les liens du corps, donner de l'air frais, lotionner le front, les tempes et la figure d'abord avec de l'eau fraîche, puis avec de l'eau-de-vie, du vinaigre, de l'ammoniaque, ou de l'eau de saintonge étendue d'eau naturelle, en faire respirer, en prenant garde aux yeux; faire boire un verre d'eau, ou un bol de tisane de bourrache, de chiendent ou de mélisse, parfois alcalisée d'eau saintonge, d'eau-de-vie, de vinaigre ou d'un liquide alcoolique quelconque. Si le mal s'aggravait, compresses d'eau de saintonge, d'eau-de-vie ou de vinaigre.

Dent (Mal de). — *Traitement* : Faites bouillir avec du vin, jusqu'à réduction de moitié, des petites branches de frêne dit *reichou*; parfumez-vous la dent malade avec la vapeur de ce liquide, et, lorsqu'il sera froid, lavez-vous-en la bouche. On peut aussi faire bouillir avec du vin et une cuillerée à soupe de miel, jusqu'à réduction d'un tiers, de la seconde peau de tilleul; se servir de ce liquide comme il est dit précédemment On peut aussi mettre dans une petite fiole une cuillerée à soupe de sel gris bien pilé et une cuillerée et demie de poudre et grumeaux de camphre, une pincée à trois doigts de poivre moulu, trois à quatre gouttes d'huile à manger, autant d'eau de fleur d'oranger, ainsi qu'un peu d'eau-de-vie; agitez, trempez dans ce liquide une boulette de coton et mettez-là dans le creux ou sur la dent, verser un peu de ce liquide dans un verre d'eau pour s'en laver la bouche. Il est bon aussi de mettre un peu de graisse d'oie sur la dent malade, ou de priser, et, pour les hommes, de laisser pousser leur barbe, car le poil enlève le sang et l'humeur. Pour blanchir et nettoyer les dents, piler très fin du charbon de peuplier ou d'épines blanches, trempez le doigt ou un chiffon blanc (ne se servir jamais d'une brosse) dans l'eau ou dans l'urine, mettez-y de ce charbon pulvérisé et frottez-vous les dents, sans toucher aux gencives; rincez-vous la bouche une première fois avec de l'eau ou de l'urine au

sortir du corps et une seconde fois avec de l'eau légèrement vinaigrée. Pour bien conserver les dents on ne doit faire cette opération
qu'une seule fois par mois, ne se récurer les dents qu'avec un
cure-dent en os ou en plume, ne jamais prendre les aliments trop
chauds, surtout les pommes de terre; ne pas mettre sur les dents
du froid immédiatement après le chaud ou du chaud immédiatement après le froid, pour ne pas les détremper. Les fumeurs
feront usage d'un porte-cigare, afin que le papier ou le tabac ne
touche pas aux dents, ce qui souvent les détrempe; ne pas casser
avec les dents des objets trop durs, pour ne pas les ébrécher ou
les ébranler. Pour avoir les gencives en bon état, et pour conserver, raffermir ou même faire repousser les dents, ainsi que pour
guérir toutes les affections dentaires et de la bouche, le meilleur,
le plus sûr, le remède infaillible est, sans contredit, l'urine, que
chacun emploie comme il l'entend, mais principalement au sortir
du corps. On doit souvent se rincer la bouche, les dents et les
gencives avec ce liquide excrémentiel, malgré tout le dégoût que
puissent éprouver certaines personnes en le faisant, ce remède a
plus de trois cents ans d'expérience, et s'il était bien répandu et
très usité, le mal de dent et toutes les autres affections de la bouche ne tarderaient pas à disparaître. Qui le fera, bien s'en trouvera, et rira qui voudra.   François LESCURE

Formule contre le mal de dent : Chloroforme, 2 gr.; laudanum,
teinture de benjoin, 8 gr.

Autre formule : Éther sulfurique, 30 gr.; camphre en poudre,
8 gr.; alun pulvérisé 8 gr.

Autre formule : Teinture d'aconite, 2 gr.; liqueur des Hollan-
dais, teinture de benjoin 8 gr.

Imprégnez d'une de ces préparations une boulette de coton, que
vous introduirez dans la dent malade.

Élixir contre la rage des dents : Alcool à 36 degrés, 64 gr.;
rétines de l'Inde, 4 g.; racine de pyrèthre, 16 gr.; girofle anglais,
30 centigr.; racine d'iris de Florence, 30 gr.; d'orcanette, 30 gr.;
de coriandre, 30 gr.; essence de menthe anglaise, 12 gouttes;
essence de bergamotte, 6 gouttes. Les substances solides seront
concassées et, avec l'alcool et les essences, mises dans un flacon
que l'on bouchera avec soin et dans lequel on les laissera macérer
pendant huit jours. Ensuite on les filtre, et on obtient de la sorte
un élixir qui rend les plus grands services dans les accès douloureux connus sous le nom de « rage de dents ».   (Méd. popul.)

Diarrhée. — *Traitement* : Tisane et soupe de riz, parfois
soupe de fèves; du bon vin pur ou de l'eau vinaigrée, et un petit
verre de liqueur ou d'eau-de-vie sucrée de temps en temps. Cataplasmes de son sur le ventre, ainsi que compresses d'eau-de-vie
ou de vinaigre; lavements au son, dans lequel on aura fait bouillir du riz; avaler un peu de camphre avec de l'eau pure, alcalisée
d'eau saintonge, d'eau-de-vie ou de vin pur; manger des saignées
de volailles cuites à la poêle.   · François LESCURE.

Autre traitement : Eau de riz cuit au bouillon de poule, diète, quelques lavements, avec addition de dix gouttes de laudanum, de sydenham. Pour faire disparaître la diarrhée, Boerhva conseillait en temps d'épidémie d'imprégner de la vapeur de soufre toute l'eau qu'on boit, ce qui se pratique en lavant des pâtés soufrés dans des tonneaux qu'on remplit tout de suite d'eau et qu'on secoue quelques instants. On arrête aussi la diarrhée avec des demi-lavements tièdes d'amidon, tisane de riz, thé léger et diète absolue.

Potion contre la diarrhée : Eau de tilleul, 100 gr.; sirop d'opium, 30 gr.; blancs d'œufs battus en neige, 44 gr.

Autre potion : Craie préparée, 20 gr.; cannelle, 12 gr.; racine de tormentille, 10 gr.; gomme arabique, 10 gr.; poivre long, 1 gr. 05. Pulvérisez séparément, mêlez le tout ensemble; dose 1 à 2 gr.

(*Médecine populaire.*)

Dyspepsie. — *Traitement* : Ne pas fatiguer l'estomac, manger peu et à des heures régulières, mastiquer les aliments; on mange peu de féculants, peu de pain et très cuit, de la viande, des œufs, du fromage, des amandes; on évitera les fruits acides, les salades trop vinaigrées, les vins trop verts; on s'abstiendra de café, de liqueurs fortes et de tabac; trois heures après le repas on pourra prendre un léger grog, un bol de thé, ou une infusion de menthe. On prendra aussi des pastilles composées ainsi : Maltine, 5 centigr.; bicarbonate de soude, 5 centigr.; magnésie calcinée, 10 centigr.; sucre en quantité suffisante. On augmentera d'autant de fois ces doses que l'on voudra obtenir de pastilles.

(*Médecine populaire.*)   D' Th. DEBRAY.

Poudre contre la dyspepsie : Gingembre, 10 gr.; cannelle, 20 gr.; anis, 40 gr.; cascarille, 10 gr. Mêlez et divisez en paquets de 6 décigr., en prendre deux par jour, un quart-d'heure avant le repas.   (*Médecine populaire.*)

Diabète. — *Régime* : Viandes saignantes, légumes verts, fruits acides, salade, café sans sucre, peu de pain (la croûte seulement) et très cuit, vin vieux de bourgogne, un petit verre de bon cognac à chaque repas, trois verres à bordeaux de vin de gentiane par jour, mais ne le boire qu'à petites gorgées. — *Traitement* : Lavement rafraîchissant à l'eau de sedlitz tous les matins, une petite cuillerée à café de sedlitz dans un demi-verre d'eau et la boire dès que le sel a fondu; une granule dosimétrique d'arséniate de strychnine toutes les demi-heures, du lever au coucher, même à l'heure du repas, et pendant le repas associé à une granule dosimétrique de sulfure de calcium; douches froides deux fois par jour, le soir en se couchant deux granules dosimétriques d'arséniate de strychnine, associées à deux granules dosimétriques de digitaline; une heure de promenade après chaque repas et faire de la gymnastique le plus possible. Nous garantissons un mieux de suite et la guérison en six semaines.

(*Médecine populaire.*)   D' Th. DEBRAY.

Potion : Carbonate d'ammoniaque, 5 gr.; rhum, 20 gr.; sirop de sucre, 20 gr.; eau, 100 gr. A prendre en deux fois une heure avant le déjeuner et une heure avant le dîner. On emploie encore contre la diabète le mélange suivant : Thériaque, 4 gr ; extrait d'opium, 2 centigr.; carbonate d'ammoniaque, 2 gr. A prendre chaque soir et en six fois.   (*Médecine populaire.*)

Dysménorrhée (écoulement difficile des règles). — *Traitement* Tablettes ferrugineuses, tartrate ferrico-potassique, 25 gr.; sucre blanc, 500 gr.; sucre vanillé, 15 gr.; gomme adragante, 60 gr. Faites des tablettes du poids de 1 gr., chacune contiendra 5 centigr. de tartrate ferrico-potassique, 1 à 4 grammes graduellement. — Pilules ferrugineuses : Tartrate ferrico-potassique, 25 gr ; sirop de gomme 5 gr. Faites cent pilules et prenez-en de une à quatre par jour. — Sirop ferrugineux : Sirop de sucre blanc, 500 gr.; tartrate ferrico-potassique, 17 gr.; eau de canelle, 15 gr. Une cuillerée à bouche matin et soir.   (*Médecine populaire.*)

Digestions difficiles. — Potion : Acide lactique, 20 gr.; eau, 100 gr. A prendre après chaque repas.   (*Médec. popul.*)

Eau. — L'eau pure, potable, claire, bonne, de fontaine, de rivière ou de ruisseau, prise pure ou coupée avec du vin, du vinaigre, de l'eau-de-vie ou autres alcools est, sans contredit, la meilleure et la plus saine des boissons. Pour s'en rendre compte, on n'a qu'à remarquer les buveurs d'eau ou les personnes qui mettent beaucoup d'eau au vin : elles sont généralement robustes, fortes, fraîches et se portent à merveille, elles n'ont presque jamais besoin du médecin, ni de l'apothicaire. Le vin et les boissons alcooliques ne devraient être consommés que par les personnes qui fatiguent beaucoup, par les malades, par les faibles et par les vieillards; celles qui ne se trouvent pas dans ce cas devraient s'abstenir, sinon complètement, du moins n'en boire qu'à de très longs intervalles. Il est bon de le répéter : l'eau pure prise comme boisson ordinaire, c'est la santé du corps.   François LESCURE.

EAU POTABLE. — Pour rendre potable l'eau des citernes, prenez deux œufs, séparez le jaune du blanc (deux blancs d'œuf suffisent pour purifier trente litres d'eau), chauffez à 100 degrés la dite eau, jetez-y les deux blancs d'œuf et passez-là dans un linge. On donne de l'air à cette eau en la battant avec une baguette de bois ou en la transvasant. Il existe un autre agent encore pour purifier les eaux, c'est l'alun; on l'emploie à la dose de 4 gr. pour trente litres d'eau. On doit le réserver pour les eaux sélénitenses, chargées de chaux, avec lesquelles les légumes cuisent difficilement. Avec l'alun, il se forme un précipité de sulfate de chaux qui gagne promptement le fond du vase.   (*Médecine populaire*)

EAUX ARTIFICIELLES. — Une foule de malades à qui on ordonne soit les eaux de Vichy, de Vals, du Mont-d'Ore, soit les eaux de Plombières, ne peuvent, en raison de leurs occupations ou de leur situation de fortune, en acheter au détail, ni se rendre dans l'une de ces villes d'eaux, et se trouvent par ce fait privés d'une médication souvent très salutaire. Voici des recettes pour fabriquer artificiellement les eaux les plus estimées, nous affirmons à nos lecteurs qu'elles ont autant de vertu médicamenteuse que celles qui sont puisées à la source même :

Eau artificielle de Vichy : Bicarbonate de soude, 5 gr.; chlorure de sodium, sel marin, 20 centigr., sulfate de soude, 50 gr.; sulfate de magnésie, 15 gr.; sulfate de fer, 1 gr.; acide citrique, 3 gr.; eau pure, 625 gr. Introduire l'eau d'abord dans une bouteille, puis le sel marin et les sulfates, ensuite le bicarbonate de soude et enfin l'acide citrique; boucher rapidement, agiter légérement et ne s'en servir que lorsque la dissolution est complète.

Eau artificielle de Mont-d'Ore : Carbonate de soude cristallisé, 8 gr.; chlorure de calcium cristallisé, 45 centigr.; chlorure de magnésie cristallisé, 8 gr.; chlorure de sodium, 7 centigr.; sulfate de fer cristallisé, 10 centigr.; sulfate de soude cristallisé, 7 centigr.; eau gazeuse, 1 bouteille. On ne saurait trop le répéter, les malades qui, pour des raisons pécuniaires, ne peuvent acheter de l'eau minérale naturelle ou qui n'ont pas le loisir de se rendre dans une ville d'eaux, se trouveront très bien de ces préparations artificielles, qui remplacent parfaitement les eaux naturelles.

Eau artificielle de Bussag : Carbonate de soude cristallisé, 46 centigr.; sulfate de chaux, 10 centigr.; sulfate de magnésie cristallisé, 2 centigr.; hydrochlion de chaux cristallisé, 3 centigr.; eau gazeuse ordinaire, 1 bouteille. Ce composé est employé avec succès contre la diabète, les embarras d'estomac et les digestions paresseuses.

Eau de chaux : Eteingnez de la chaux vive avec un peu d'eau, agiter ensuite ce produit avec trois fois son poids d'eau, afin de le débarrasser de la potasse qu'il contient; si la chaux vive a été préparée au feu de bois, laissez reposer, décantez, jetez ce liquide et puis versez sur la poutre qui reste, cent fois son poids d'eau de fontaine ou un litre par 10 gr.; laissez reposer deux heures, en agitant de temps en temps, et ensuite décantez dans des flacons bien bouchés, en laissant dans chaque flacon un verre de chaux bien dissoute.

Eau minérale et artificielle, eau de Contrexeville : Sulfate de de chaux, 6 décigr.; sulfate de magnésie, 1 décigr.; carbonate de chaux, 5 décigr.; carbonate de magnésie, 7 centigr.; carbonate de soude cristallisée, 1 centigr.; hydrochlorate de chaux cristallisée, 3 centigr.; hydrochlorate de magnésie cristallisée, 2 centigr.; sulfate de fer, 2 centigr.; eau gazeuse, 625 gr., excellente contre la gravelle et remplace parfaitement l'eau naturelle pour ceux qui non pas le moyen d'aller faire une saison à Contrexeville.

Eau artificielle de balaruc : Chlorure de sodium, 1 gr.; hydrochlorate de chaux, 38 centigr.; de magnésie, 18 centigr.; sulfate de soude cristalisée, 11 centigr.; bicarbonate de soude cristallisé, 24 centigr.; bromure de potassium, 3 centigr.; eau gazeuse

ordinaire, 625 centigr., très vantée contre la paralysie, suite d'at-
taque d'appoplexie et contre les rhumatismes.

(*Médecine populaire.*)

Ecrouelles, humeurs froides. — *Traitement* :
Manger les aliments salés, épicés, et surtout préparés avec de
l'ail et de l'oignon; trois fois par jour, avec la soupe, une ou deux
et même trois cuillerées à soupe de farine populaire; pendant
trois semaines ou un mois, tisane tantôt avec salsepareille, cresson et peau d'orange amère, les trois ensemble, autant de l'un
que de l'autre; tantôt tisane avec farine de laparasse, racine de
patience, des fois y ajouter la feuille et tiges de ces deux, ainsi
que de grimoine, les trois ensemble, autant de l'un que de l'autre;
tisane de fumeterre, boire de l'eau ferrée et étamée, on la fait
en mettant du fer et de l'étain, dans le vase qui la contient; la
meilleure eau ferrée est celle où le forgeron trempe le fer rougi
au feu; de temps à autre, mettre sur l'humeur, une compresse
d'eau-de-vie, de rhum, de vinaigre et mieux si c'est salé et camphré; cataplasmes de pommade auscitaine, de graisse blanche
sucrée, des fois pétrie avec un peu d'herbe de Saint-Jean ou de
horties hachées; pour se préserver de cette maladie, il faut être
tempéré dans les plaisirs vénériens et une grande prudence à
l'approchement du sexe. François LESCURE.

PILULES CONTRE LES ÉCROUELLES : Hydrochlorate de fer, 6
décigr.; poudre de gentiane, 12 gr.; mélangez avec du sirop d'armoise, faites douze pilules, de une à quatre par jour.

Autre traitement : Safran de mars apéritif, 12 gr.; cannelle en
poudre, 24 gr.; sucre en poudre, 60 gr.; mêlez et divisez en 24
paquets, un par jour; formule de Lamasson iode, 5 gr.; Tolure de
potassium, 1 gr.; mêlez dans un mortier de porcelaine; ajoutez :
axonge, 100 gr.; Laudanum de rousseau, 10 gr.; étendez de cette
pommade sur un gâteau de charpie, et recouvrez-en les ulcères
scrofuleux. (*Médecine populaire.*)

Enfants en bas-âge. — Pour que les enfants se portent bien, soient beaux et d'une constitution forte, il faut les mettre, ainsi que la nourrice, au régime campagnard, c'est-à-dire
saler, épicer et préparer avec de l'ail et de l'oignon ses aliments;
nourriture bonne et en quantité suffisante, manger souvent, tel
que : pain, soupe, un peu de viande, beaucoup de pommes de
terre et de haricots, légumes secs, apprêtés selon son goût, un
peu huilés ou graissés, pour boisson de l'eau pure ou coupée
avec du vin, du vinaigre ou autres alcooliques, vin pur, très peu,
surtout du blanc ainsi que d'autres alcooliques, on peut en prendre de temps en temps, mais non continuellement, à moins que
l'on soit faible, malade, mais l'eau pure est préférable pour l'enfant, pas trop de sucre, au moindre malaise et indigestion un peu
de sirop auscitain ou autre bon pour cela; s'il y a des vers, mettre l'enfant au régime vermifuge, tel qu'un peu d'huile de ricin,

de térébenthine, ou autre bon à manger, ou jus de chardons, des fois mêlez avec trois ou quatre gouttes de fleurs d'oranger, ou une cuillerée d'eau-de-vie, prise au réveil, des fois faire avaler avec de l'eau, des confitures ou un sirop, un peu de camphre; lotions sous le nez, à la gorge, au creux de l'estomac et au bas-ventre, avec de l'eau Saintonge, de l'eau-de-vie, du vinaigre, de l'ammoniaque étendu d'eau, ainsi que frictions et cataplasmes de pommade ancilaine, des fois pétrie avec de l'ail haché ou mandras, menthe. François LESCURE.

Chocolat vermifuge : Poudre de semencontra, 6 gr ; chocolat fondu au bain-marie, 25 gr., à prendre en une seule fois et continuer pendant trois jours.

Autre vermifuge pour les enfants : Mousse de corse, 5 gr.; lait bouillant, 100 gr ; laissez infuser, passez et ajoutez, 25 gr. de sucre, c'est le meilleur vermifuge des enfants, parce qu'ils le prennent sans répugnance.

Autre vermifuge : Absinthe marine, 16 gr.; lait, 25 gr.; faites infuser et passer à prendre en une seule fois.

Cataplasmes vermifuges : Feuille d'absinthe, 200 gr.; ail, 10 gr.; faites bouillir longuement dans 500 gr. de lait; non écrémé, à la consistance d'un cataplasme, on l'applique modérament chaud sur le ventre des enfants, que les vers tourmentent.

(Médecine populaire.)

Diarrhée des enfants : Une cuillerée à soupe d'eau-de-vie, dans un peu de bouillon. François LESCURE.

Autre traitement : Opium brut, 8 gr.; safran, 12 gr.; acide benzacoïque, 12 gr.; huile essence d'anis, 2 gr.; alcool ammoniacal. 500 gr ; versez dix à douze gouttes de ce mélange dans une infusion de menthe, et faites-en prendre un verre toutes les deux heures, en même temps surveillez l'alimentation, donnez peu de viande et des légumes au repas d'une digestion difficile, tels que, pommes de terre, haricots, choux, faites prendre des bouillons concentrés, des œufs à la coque et un litre de lait chaque jour.

Potion : Carbonate de chaux lavée, 30 gr.; eau distillée de cannelle. 60 gr.; sirop de sucre, 40 gr.; laudanum de sydenham, 4 gouttes; une cuillerée toutes les heures. (*Méd. popul.*)

CONTRE LA COLIQUE. — L'eau d'orge mêlée d'une légère infusion d'anis vert sucré, quelques bains suffisent pour calmer ces douleurs. François LESCURE.

Potion contre la colique des enfants : Au dessus de quatre mois, infusion de fenouil, 50 gr.; eau distillée de fenouil. 50 gr.; magnésie carbonatée. 1 gr.; laudanum de sydenham, 5 gouttes; sirop de sucre ou de guimauve, 25 gr.; à administrer d'heure en heure, par cuillerée à café; lorque les selles verdâtres indiquent les coliques enfantines.

Potion contre la constipation des enfants : Follicules de séné, deux parties; racine de réglisse, deux parties; poudre de fenouil, une partie; soufre lavé, une partie; sucre de lait, six parties; à la dose d'un demi-cueiller à café dans un peu de lait. On peut aussi donner le mélange suivant : Huile de foie de morue, deux parties; eau de chaux, une partie; un quart de cueiller après chaque tétée.

Autre potion : Huile de foie de morue, deux parties; eau de chaux, une partie; sirop de lactophosphaste de chaux, une partie; un quart ou un demi-cueiller à thé, trois fois par jour, aucun agent, dit le docteur Lewissmith, n'est préférable pour la constipation des enfants.

Contre la convulsion des enfants : Lavement au musc, 20 centigr.; camphre, 1 gr.; hydrate de chloral, 2 gr., 50 centigr.; 1 jaune d'œuf; eau distillée, 150 gr.

Gourmes et humeurs des enfants : Le mieux est de surveiller l'enfant pour l'empêcher de se gratter; le graisser légèrement d'huile fine et de saupoudrer les croûtes de fécules ou de poudge d'amidon.

Bains contre les gourmes : Sous-carbonate de potasse, 30 gr.; eau, 75 litres.

Contre le muget ou mal blanc : Badigeonner la bouche toutes les heures avec un petit bâton armé d'un plumasseau de linge ou de charpie trempé dans l'eau de mauve mi-liée ou vinaigrée, soit encore dans du miel rosat ou dans du suc de persil.

Cataplasmes émollients sur le ventre : Grands bains tièdes d'eau de son, purgatifs sirop de chicorée.

Callutoire contre le muget : Eau distillée. 200 g; glycérine pure, 30 gr.; borax, 10 gr.; essence de menthe, 10 gouttes; teinture de pyrethre 1 gr.   (*Médecine populaire.*)

Contre la rebelle des enfants : Faites bouillir avec de l'eau, une poigné de racines de mauves ou de guimauves blanches, dans un litre d'eau, et avec un chiffon trempé dans cette eau tiède, on lave la rebelle.

Contre le transport : S'il est fort, mettre une sangsue à un pied, compresses d'eau fraîche sur la tête; si le ventre est tendu, faire bouillir avec de l'eau, de la graine de lin; trempée dans cette eau un morceau de flanelle, et la mettre sur la tête et même des fois sur le ventre.

Contre l'inflammation des entrailles : De temps à autre, faire prendre à l'enfant un peu de sirop de gomme, des lavements de guimauves et de riz, ou autre bon à cela, cataplasmes de graine de lin bouillie avec de l'eau, sur le ventre.   Fr. LESCURE.

Dentition : De six à huit mois, les quatre incisives médianes; de neuf à douze, les quatre incisives latérales; de quinze à seize, les quatre premières molaires; vers deux ans, les quatre canines; enfin, de vingt-quatre à trente mois, les quatres secondes molaires; en tout, vingt dents, qui toutes doivent tomber pour être remplacées; de six à douze ans, l'éruption des dents peut s'opérer d'une manière presque insensible, et pour ainsi dire inaperçue; d'autrefois, au contraire, elles s'accompagnent d'accidents graves;

l'enfant éprouve à la bouche une démangeaison qui l'inquiète, il cherche à mordre tout ce qu'il tient, la salivation devient abondante, il ne peut dormir, ou s'éveille en criant, il est agité, tourmenté, d'une souffrance, des vomissements, la diarrhée, des accidents cérébraux, viennent parfois compliquer la sortie des dents; on combat les vomissements, en présentant le sein moins souvent et moins longtemps, et en y suppléant, par de l'eau d'orge très faible et légèrement gommée.

Contre l'inflammation intestinale : On met des cataplasmes sur le ventre, on donne des lavements émollients amidonnés, des bains de gélatine ou d'eau de son.

Accidents cérébraux · On appose des cataplasmes très chauds, saupoudrés de farine de moutarde, qu'on applique aux pieds et aux genoux, de légers purgatifs si le canal intestinal est en bon état, puis des sangsues derrière les oreilles, en quantités proportionnées avec l'âge et la force de l'enfant.

Contre la démangeaison intense de la bouche : Faire de légères frictions, souvent répétées, avec le sirop de dentition de Delabarre, ou avec le mélange suivant : Chloroforme, 4 gr.; teinture de safran, 4 gr.; glycérine, 45 gr ; lorsque la dent soulève fortement la gencive et la fait blanchir, il ne faut pas hésiter à faire inciser la bouche mince des parties molles ainsi détendues, cette opération bien simple, suffit souvent pour faire disparaître promptement tous les accidents; nous plaçons les bains en tête des moyens propres à prévenir les orages de la première dentition; les enfants qu'on habitue de bonne heure à leur usage, traversent généralement cette époque, sans éprouver les accidents qui l'accompagnent fréquemment chez ceux qu'on ne soumet pas à cette salutaire précaution; avant de sevrer un enfant, il est fort important de s'assurer que ses dents soient en nombre suffisant, pour reprendre sa nouvelle alimentation; on ne doit en général sevrer qu'après la sortie des quatre premières molaires, et pour cela profiter de l'intervalle qui sépare la sortie des différents groupes, car il faut éviter de faire coïncider le sevrage avec l'éruption de quelques dents.

(*Méd. popul.*) MAURION DE LAROCHE, chir.-dent.

Empoisonnement par le foie de soufre, la coloquinte, la colchique, vulgairement tue-chien. — *Secours d'urgence* : Faire vomir, donner à boire beaucoup d'eau tiède mucilagineuse ou ferrée, plonger plusieurs fois un fer rouge dans l'eau à bumineuse, deux à trois blancs d'œufs battus dans un litre d'eau.

EMPOISONNEMENT par les alcalis, la potasse, la soude, le carbonate de potasse, perlasse, sel d'absinthe, sel de tartre, le carbonate de soude, sel de soude, soude desséchée, l'eau seconde, solution de potasse employée en peinture, le chlorate de potasse ou de soude, eau de gavelle, ammoniaque, alcalis volatils. — *Secours d'urgence* : Faire boire de l'eau albumineuse, deux à trois blancs d'œufs battus dans un litre d'eau, de la limonade au citron, de l'eau vinégrée, trois cueillerées à soupe par litre d'eau, faire ensuite avaler quelques cueillerées d'huile et beaucoup d'eau tiède.

EMPOISONNEMENT par l'acide nitrique, eau forte, l'eau seconde, une partie d'acide nitrique et deux parties d'eau, l'acide chlorhydrique, esprit de sel fumant, l'acide oxalique et le sel d'oseille, quadroxalate de potasse, l'acide sulfurique, huile de vitriol, l'acide acétique et l'acide pyroligneux. — *Secours d'urgence* : Faire boire de l'eau additionnée, magnésie calcinée, 20 à 30 gr. par litre, et de suite après, de l'eau alcaline; bicarbonate de soude, 10 gr. par litre; à défaut de ces substances, administrer de l'eau savonneuse tiède, 10 gr. de savon par litre, ou de l'eau de chaux, éteinte dans 500 gr. d'eau; laisser reposer, filtrer, et sur la poudre qui reste, verser un litre d'eau, puis décanter, ou bien de l'eau albumineuse, deux ou trois blancs d'œufs, par litre.

EMPOISONNEMENT par les moules, au printemps et en été, les huîtres, crevettes, homard, lamproie, poissons et viandes gâtées. — *Secours d'urgence* : Provoquer les vomissements, boissons chaudes très abondantes, eau simple ou de son, lait, infusion aromatique, thé, sauge, verveine, menthe, quelques gouttes d'éther, ou d'eau de mélisse des carmes, ou une cuillerée à café d'éther, dans un quart de verre d'eau sucrée.

EMPOISONNEMENT par le cuivre, ouvriers qui le travaillent, monnaie de cuivre, les sels de cuivre, le vert de gris, sous-carbonate de cuivre, dans les ustensiles de cuisine malpropres ou contenant un acide graisseux, de cornichons, les escargots ayant rampé des bois trempés dans une solution de sulfate de cuivre, deviennent vénéneux; les mercures dans les mines, le sublimé corrosif, bichlorure de mercure, les sels de mercure. — *Secours d'urgence* : Faire boire à petites gorgées répétées, soit du lait, soit de l'eau dans laquelle on délaie de la farine, soit de l'eau albumineuse, soit de l'eau tiède simple ou sucrée en abondance, pour favoriser les vomissements et les selles, lavements d'eau tiède.

EMPOISONNEMENT par l'arsenic, acide arsénieux dans la mort aux rats, ou donné par erreur en place de sucre blanc, tue mouche, arsénic noir, arsénic métallique, ouvriers de mines d'arsénic, phosphore et allumettes chimiques. — *Secours d'urgence* : Faire vomir, administrer ensuite du lait camphré à parties égales avec de l'eau de chaux, ou de l'eau magnésienne, une cuillerée à soupe de magnésie calcinée dans 500 gr. d'eau, enfin, de l'eau albumineuse en grande quantité, terminer par des demi-lavements purgatifs ou sel gris et des infusions aromatiques, thé, sauge, menthe, ainsi que nous l'avons dit à propos des sauvetages dans une atmosphère phosphorée, le charbon a la propriété de fixer et d'absorber le phosphore, de la poudre de charbon fera du bien, en cas d'empoisonnement par cette matière, de faire avaler de la poudre de charbon, puis au bout d'un certain temps, de provoquer les vomissements.

EMPOISONNEMENT par le plomb, l'extrait de saturne, dissolution de sous-acétate de plomb, la céruse, le blanc de plomb, carbonate de plomb, chez les peintres, les fabricants de céruse, les personnes qui habitent des locaux fraîchement peints, les mineurs, mines de plomb. — *Secours d'urgence* : Provoquer le vomissement, faire ensuite boire plusieurs verres, coupés surtout de limonade, sulfurique, 3 gr.; d'acide sulfurique par litre d'eau, puis de lait, de l'eau de riz, ou de mauve, demi-lavements d'eau salée, cataplasmes sur l'estomac et sur le ventre, faits avec de la farine de lin bouillie, dans la décoction de pavots.

EMPOISONNEMENT par la belladone, la ciguë, la digitale pourprée; ces trois plantes vénéneuses, fort recherchées par les escargots, leur communiquent des propriétés toniques; aussi prendre l'habitude de les faire jeûner avant de les manger; l'aconit vulgairement tue-loup, le datura, le colchique, les champignons amers fétides, laiteux, à tranche rouge ou jaune citron; le seigle ergoté, les cantharides de laurier rose. — *Secours d'urgence* : Faire vomir, puis des lavements d'eau salée, limonade, eau vinaigrée, ensuite infusions aromatiques très chaudes, huit à dix gouttes d'alcali volatil dans un demi-verre d'eau sucrée, café noir, vin chaud; si quelques heures se sont déjà écoulées depuis le repas, donner de préférence plusieurs lavements d'eau salée, quant aux douleurs résultant de l'irritation causées par le poison, on les calmera en faisant boire de l'eau de fleur d'oranger, d'eau de menthe, d'un peu d'éther, ou d'une petite cuillerée à café d'eau-de-vie camphrée. Contre la tension douloureuse du ventre, fomentation émolliente, eau de sureau, de mauve, de son, bains de siéges, ou grands bains tièdes, en cas de difficulté à uriner, frictionner largement la partie interne des jambes et des cuisses, avec de l'huile camphrée.

EMPOISONNEMENT par l'opium, le laudanum, la laitue vireuse, les graines de pavot, le hachich, ou krif. — *Secours d'urgence* : Faire vomir de suite, puis placer des sinapismes aux jambes et donner abondamment du café noir, plus tard de la limonade, de l'eau vinaigrée, si les membres restaient engourdis, les frotter avec de la flanelle sèche, ou une brosse un peu rude.

EMPOISONNEMENT par la noix vomique, la strychnine. — *Secours d'urgence* : Faire boire de l'eau de citron, d'écorces de chêne, de feuilles, de ronces, d'argentines, de tormentille, de bistorte, de quinquince.

EMPOISONNEMENT par l'acide prussique, le cyanure de potassium, très employé en photographie, l'eau de laurier cerise. — *Secours d'urgence* : Faire vomir, affusions froides sur la tête, compresses d'eau très fraîche sur la colonne vertébrale, faire respirer de l'alcali volatil. — Dr BERTHERAND. (*Méd popul.*)

Pour toutes sortes d'empoisonnements, il faut avant tout provoquer le vomissement, à l'aide de l'émétique, ou de l'ipécouanha, et à défaut, par les ingurgitations d'eau chaude.

Contre l'empoisonnement par le phosphore : 4 gr. par jour, de térébenthine. Dans la potion suivante : Potion gommeuse, 80 gr.; sirop de menthe, 30 gr.; essence de térébenthine, 4 gr.; gomme, 10 centigr; ou absorber de l'essence de térébenthine pure

François LESCURE.

Enflure du ventre et des membres. — *Traitement* : Faire bouillir avec du vin, de l'herbe de Saint Jean; avec ce liquide se laver l'enflure et en faire des cataplasmes, avec du son, et des fois mêlez le tout avec de la citrouille bouillie, des fois avec de l'eau pure, du vin ou du vinaigre, que l'on met sur l'enflure. François LESCURE.

Engelures, crevasses. — *Traitement* : Frictionner et couvrir les engelures et crevasses, avec de la Pommade Anscitaine ou de la glycérine. François LESCURE.

Autre traitement : Dans la première période, lorsque les engelures sont au premier degré, c'est-à-dire que les doigts sont nodosés, rongent et démangent, prenez de la farine de moutarde noire, eau froide, de chaque quantité suffisante, faites un cataplasme que vous appliquerez entre deux gazes sur les parties malades, et laissez-le en place vingt minutes, renouvelez chaque soir ce cataplasme. A cette première période, succède la deuxième, pendant laquelle la peau s'ulcère et se détruit sur diverses parties du doigt; les engelures sont dites ulcères. Le premier traitement est insuffisant. Voici ce qu'il faut faire chaque matin : Prenez un plat avec de la ouate en poil sèche, coupez avec les ciseaux les parties de la ouate tachée par le pus, mais prenez garde d'enlever la ouate propre et qui est collée sur les plaies. Puis procurez-vous : Du baume noir liquide du Pérou, 32 gr.; camphre, 8 gr.; faites dissoudre le camphre dans le baume et gardez la préparation dans un flacon bien bouché; le soir, après avoir chauffé les parties ulcérées, le malade se frottera les mains avec ce mélange et les recouvrira d'un linge; en suivant rigoureusement ce traitement absolument inédit, j'affirme qu'en trois jours, les engelures ulcérées seront cicatrisées; dix jours suffisent pour les engelures suppurées.

Curatif et préservatif contre les engelures : Tous les matins, mêler dans un quart de verre d'eau froide, un morceau de savon de Marseille; puis, le pétrir jusqu'à ce qu'il prenne la consistance d'un mucilage, oindre les mains avec ce corps gras, les frotter sans y ajouter de l'eau froide; puis, essuyer avec un linge un peu rude. (*Médecine populaire.*)

Entorse. — *Remède infaillible* : A l'instant plonger le membre malade dans l'eau froide salée, dans l'eau courante ou appliquer des compresses sur l'entorse; se faire ensuite tirer ce membre avec la main et mieux avec une corde pour faire remettre les nerfs à leur place, tout en frottant, serrant et faisant des onctions avec la main, les doigts et le pouce sur la partie endolorie; puis des frictions et des cataplasmes de pommade auscitaine ou de graisse un peu brûlée, et faire fondre dans une casserole en terre cuite de la graisse, y mettre du vin, de la mie de pain et un peu de fleur de rose (2 sous environ), faire un cataplasme de ce mélange et l'appliquer sur le siège du mal, le renouveler au besoin. En quatre ou cinq jours on est complètement rétabli. Ne jamais mettre des sangsues aux pieds.

Le remède ci-après est infaillible aussi : Faire bouillir et faire fondre avec du vinaigre deux bonnes poignées de sel gris bien pilé, vider le tout dans une assiette ou casserole et, avec du son, en faire un cataplasme emplâtré plus ou moins mou que l'on appliquera sur l'entorse. Arrosez de temps en temps avec du vinaigre ou du vin salés, ou avec de l'urine au sortir du corps. Renouvelez l'emplâtre deux ou trois fois par jour.

Les cataplasmes ainsi composés sont bons pour les entorses et les douleurs, et guérissent en quatre ou cinq jours. On les met dans un bas, dans une manche de chemise ou dans une jambe de pantalon; ils peuvent servir plusieurs fois, mais il faut les pétrir au moment de les employer de nouveau avec du vinaigre, du son et du sel gris bien pilé.   François LESCURE.

Épilepsie (HAUT-MAL). — *Traitement :* Dissiper le cercle de curieux qui d'ordinaire se forme autour de l'épileptique, desserrer les vêtements qui gênent sa respiration, le mettre ensuite sur un matelas ou sur la paille et veiller à ce que dans ses mouvements désordonnés il ne se fasse pas de contusions à la tête; lui faire respirer du vinaigre, de l'éther et laisser l'accès suivre son cours. Les personnes sujettes à ces attaques devront manger des aliments salés et épicés, avec pas mal d'ail et d'oignon; elles ne devront boire, autant que possible, que de l'eau ferrée ou rougie, très peu de vin rouge pur, pas de vin blanc ni de liqueurs alcooliques; recevoir des douches sur la tête ou y appliquer des compresses d'eau froide; prendre souvent une potion d'huile de ricin ou d'olive; à chaque lunaison au moins tisane de tilleul, de scabieuse, de grimoine, de mélisse (parfois avec un peu de fleur de lin), de racines, de feuilles ou de tiges de laparasse, de patience, de chicorée sauvage, alcalisées d'eau saintonge ou de quelques gouttes d'ammoniaque ou d'éther, boire souvent un verre d'eau ainsi alcalisé; trois fois par jour, avec le potage par exemple, une ou deux cuillerées à soupe de farine populaire. En suivant ce traitement, les attaques épileptiques deviendront de plus en plus rares d'abord et enfin ne se présenteront plus.   F. L.

On combat encore l'épilepsie par l'atropine: Atropine, 5 centigr.; alcool rectifié, 500 gouttes. Donner avant le déjeuner et en une seule fois dix gouttes de cette solution, et s'abstenir de thé, de café, de chocolat et de cacao, ces substances contrariant l'action du médicament; continuer ce traitement pendant quatre-vingt-dix jours sans interruption, le suspendre trente jours, le reprendre ensuite pour le continuer quatre-vingt-dix autres jours, et ainsi de suite pendant tout le cours d'une année, on peut être sûr que la guérison s'ensuivra. Au lieu de cette dissolution, que l'on ne parvient pas toujours à bien titrer, il est de beaucoup préférable de se servir des granules d'atropines du Dr Burggræve, qui d'un demi-milligramme, on en prendra quatre avant chaque repas. Le Dr Allan Lane-Hamilton recommande, d'après son expérience, le phosphate tribasique d'argent pour le traitement des maladies du centre nerveux, il l'a trouvé surtout efficace contre la myélithe plus ou moins aiguë, avec trouble fonctionnel dans la vessie et au rectum; contre la clarose des colonnes postérieures de la moelle et contre des épilepsies invétérées. Dans six cas il a obtenu une diminution notable dans la fréquence des attaques. Il administre ce sel à la dose quotidienne de 2 à 3 centigr. et il n'a jamais constaté ni coloration en noir de la peau, ni troubles digestifs.

Potion contre l'épilepsie : Eau distillée de tilleul, 60 gr.; eau distillée de laurier-cerise, 10 gr.; sirop de fleur d'oranger, 30 gr.; ammoniaque liquide, 12 gouttes. En prendre trois cuillerées par jour. *(Médecine populaire.)*

Pour combattre l'épilepsie on emploie encore le bromure de potassium, à la dose de 4 à 6 gr. par jour, associé au sirop d'écorce d'oranger. Ce traitement exige une longue patience de la part du malade, c'est à cette condition seule qu'il donnera des résultats satisfaisants, surtout si on y adjoint l'eau froide sous forme de douches et des toniques à haute dose, tels que les préparations de fer, de quinquina et une hygiène appropriée.

(Médecine populaire.) Dr PAUL.

Esquinancie. — *Traitement* : Compresses d'eau-de-vie ou de vinaigre autour du cou, se gargariser souvent avec de l'eau-de-vie, du cognac, du vinaigre pur ou étendu d'eau; on emploie les alcools quelquefois purs et d'autres fois mêlés avec un peu de miel et quelques gouttes de jus de citron. On emploie aussi l'eau salée et l'eau de riz. Avec tous ces gargarismes, on doit se rincer les gencives et la bouche. Le bicarbonate de soude, en applications topiques rejetées sur l'esquinancie, les amygdales, les angines tonsillaires, est d'une efficacité incontestable; ce médicament peut être employé soit en l'insufflant au moyen d'un petit tube en papier, soit en l'appliquant avec les doigts, ce qui ne peut être fait que par le malade lui-même. Trois ou quatre fois par jour une à deux cuillerées à soupe de farine populaire. F. L.

Erysipèle. — *Traitement* : Cataplasmes de pommade auscitaine, parfois compresses d'eau salée, de vinaigre, d'eau-de-vie, de cognac, de rhum, ou d'eau de saintonge étendus d'eau. On met aussi sur l'érysipèle une pommade composée d'huile d'olive, de cire fondue et de deux jaunes d'œufs. Farine populaire à tous les repas. François LESCURE.

Autre traitement : Lotions fraîches sur la région enflammée, suivies d'onctions au cérat, à l'huile, à la crème, ou de cataplasmes tièdes de riz. S'il y a des symptômes de congestions à la tête, de fièvre cérébrale : Sinapismes aux jambes et aux bras, aspersions froides à la face, lotions fraîches sur le crâne, demi-lavement d'eau salée, une ou deux cuillerées à soupe de sel commun par 3 à 400 grammes d'eau.

Solution contre l'érysipèle : Sulfate de fer, 60 gr.; eau, 1 litre. Dès que l'éruption des plaques inflammatoires survient, on doit y maintenir des linges imprégnés de cette solution, et en trente-six heures toute inflammation a disparu. Pour les parties du corps qui ne peuvent se maintenir en contact avec les linges mouillés, on employera une pommade composée de la manière suivante : Sulfate de fer, 10 gr.; axonge, 40 gr.

(*Médecine populaire*)   Dr DEBRAY.

Estomac (Maladies de l'). — *Traitement* : Quand on souffre de l'estomac, se nourrir d'aliments huileux ou graisseux, salés et épicés, d'ail et d'oignon, et de quantités suffisantes de pain rassis, de viande de boucherie rôtie saignante (de la poitrine de l'animal), de bouilli bien assaisonné, de pommes de terre, de haricots, de pois secs, de châtaignes et d'œufs; trois fois par jour avec la soupe, deux à trois cuillerées à potage de farine populaire. Boire du bon vin ou de l'eau légèrement vinaigrée, de l'eau de fontaine, de rivière ou de ruisseau, ferrée autant que possible ; de temps à autre prendre un peu de gelée, du jus et de la pâte de coing, du miel; d'autres fois, de la salade de cassitort, de l'ail et de l'oignon au croque-sel et avaler un peu d'huile de ricin ou autre bonne à manger. Si on a des crudités, boire de l'eau fraîche et potable. Si on a des faiblesses d'estomac, manger chaque matin un peu de pain grillé, parfois trempé dans du vin blanc, et boire un verre de bon vin, notamment du blanc. Si on a des crampes d'estomac, prendre une infusion de feuilles d'oranger, une tasse de café, dans laquelle on ajoute une cuillerée de jus de citron. S'il y a gastrite, faire fondre dans un verre d'eau une cuillerée à soupe de sel gris, y mettre le jus contenu dans la moitié d'un citron et boire cette solution, prendre ensuite en plusieurs fois deux ou trois litres de bon bouillon gras. Si en soulevant ou en portant un certain poids on se fait du mal à l'estomac, ce qui à la campagne s'appelle *estirado*, on doit faire un emplâtre avec de la poix noire de Bourgogne, en la faisant chauffer ou en la faisant fondre dans une casserole, puis on la pétrit avec de l'essence, un peu de verveine sauvage hachée, et on met le tout sur un chiffon ou sur un morceau de vieux tablier de cuir; ensuite on se couche sur les reins et on se frictionne le creux de l'estomac et les alentours avec de la bonne huile; après cela, on met une pièce d'un sou dans le creux de l'estomac, sur laquelle on allume une bougie, que l'on couvre avec un verre assez grand; quand ce verre est rempli de chair ou d'eau, on enlève le verre qui fait ordinairement *clac*, alors le loquet de l'estomac est revenu à sa place. Sur le même endroit, on met enfin l'emplâtre bien chaud et on l'y laisse jusqu'à ce qu'il s'en sorte de lui-même. Cet emplâtre peut aussi être fait avec des blancs d'œuf et de la farine de blé. François LESCURE.

MAUX D'ESTOMAC (expressions communes d'ardeurs, d'embarras de plénitude, d'irritation, d'indigestion, de gastrite). — *Secours d'urgence* : Faire boire de l'eau tiède en abondance pour faciliter les vomissements. Cataplasmes avec une décoction de tête de pavot ou bien on trempe un peu de flanelle dans cette décoction, que l'on applique sur l'estomac et sur le ventre; infusions de thé, de valériane, de tilleul, de feuilles d'oranger, de camomille, suivies de tisanes acidulées de limonade au citron, de sirop de groseille, de bouillon d'oseille; diète, lavements émollients ou salés; bouteilles d'eau chaude aux pieds et le long du corps en cas de refroidissement des extrémités et des frissons, ainsi qu'application d'eau sédative sur le front et autour des poignets.

(*Médecine populaire.*) Dr BERTHERAND.

Contre les vertiges de l'estomac : Poudre de noix vomique, 5 centigr.; sucre de lait, 5 centigr. Mêlez et divisez en seize paquets et en prendre un avant le déjeuner et un autre avant le dîner; manger des viandes saignantes, s'abstenir de farineux, peu de pain, la croûte seulement; buvez des vins généreux, coupés avec un peu d'eau de quassia amara, et terminez votre repas par un verre de vin de gentiane. Après votre café, buvez un demi-verre d'eau légèrement sucrée, dans laquelle vous aurez fait dissoudre un paquet de la composition suivante : bicarbonate de soude, 4 gr.; craie préparée, 2 gr.; magnésie, 4 gr. Ce régime suivi strictement pendant huit jours fait disparaître complètement les vertiges.

Sirop contre la gastralgie : Sirop de fleurs d'oranger, 100 gr.; extrait aqueux d'opium, 15 centigr.; extrait d'aconite, 10 centigr. Une cuillerée à café après chaque repas. (*Médecine populaire.*)

Extinction de voix (ENROUEMENT). — *Traitement :* Compresses d'eau-de-vie ou de vinaigre autour du cou, se gargariser et boire de l'eau salée, de l'eau-de-vie, de l'eau fortement vinaigrée ou de l'urine au sortir du corps; manger, mâcher, avaler des œufs frais et crus; boire de l'eau fraîche et quelquefois sucrée. François LESCURE.

Limonade contre l'enrouement des chanteurs : Eau, 100 gr.; sirop de fleur d'oranger, 60 gr.; acide nitrique, 12 gr. Un verre de cette limonade fait disparaître les enrouements accidentels, son usage constant les prévient et raffermit les cordes vocales.

Cigarettes contre l'aphonie ou l'extinction de voix : Prenez une feuille de papier buvard épais, imprégnez-la d'une solution très saturée de nitrate de potasse; faites-là ensuite sécher, puis étendez-y une couche de teinture épaisse de benjoin, roulez-la en petits tubes, faites sécher de nouveau et réservez pour l'usage ci-dessus.

Médecine populaire.)

Etourdissement. — *Traitement* : Se mettre souvent des compresses d'eau froide sur la tête, derrière et au tour du cou, au haut des épaules, jusqu'à guérison; s'abstenir de liqueurs alcooliques; très peu de vin. Pour boisson, principalement le matin à jeûn et le soir avant de se coucher, boire de l'eau fraîche pure de rivière, de fontaine ou de ruisseau, parfois ferrée et étamée; souvent, principalement le soir et le matin, tisane de grimoine, de racine, feuilles et tiges de chicorée sauvage, de patience, de scabieuse, de laparasse, en y ajouter un peu d'orties ou tisane de porcelle, dite pelle porc. Manger souvent du pain trempé dans l'eau fraîche; farine populaire à tous les repas; faire de l'exercice corporel un peu fatiguant, tâcher de suer un peu. On peut aussi mettre sur le front, derrière et autour du cou, sur les épaules, des compresses d'Eau Saintonge, de vinaigre ou d'eau-de-vie.

François LESCURE.

Epanchement de sang ou de pus. — *Traitement* : Compresses d'Eau Saintonge, d'eau fortement vinaigrée, d'eau-de-vie, d'eau salée; cataplasmes de son par fois pétri avec de la citrouille bouillie, quelque autre fois des cataplasmes de citrouille bouillie, simplement, ou de pommade Auscitaine; cataplasme composé de citrouille bouillie, d'un peu d'herbe de Saint-Jean et d'orties, le tout haché; compresses d'alcool et d'eau sédative.

François LESCURE.

Excroissances des chairs (espèce de boutons de verrues sèches qui se pellent et qui surviennent principalement aux mains et au visage.) — *Traitement* : Souvent, principalement le soir avant de se coucher, lotions et compresses de vin au vinaigre fortement salé, continuer ainsi jusqu'à complète guérison.

François LESCURE.

Etouffement. — Pour les corps arrêtés à la gorge, on les pousse et on les retire. On pousse le pain, les viandes, les gâteaux, les fruits, les légumes; on retire les épingles, les aiguilles, les arêtes, les corps pointus, les fragments de verre, les bigues, les boucles, les morceaux de liège, de linge, les noyaux, le bois, les engorges; on emploie les poireaux, une sonde, une baleine, on peut faire avaler un gros morceau de mie de pain ou de croûte de pain, pousser les corps même quand il faudrait retirer plutôt que de laisser périr le malade, provoquer de l'irritation à l'aide d'une plume dans la gorge, un vomissement, injecter dans l'œsophage des boissons émollientes d'eau d'orge, de mousses et de son.

François LESCURE.

Faim extraordinaire. — *Traitement* : Epicer ses aliments, manger viandes grasses de porc, bœuf, mouton, haricots secs, pommes de terre apprêtés selon son goût, huilées ou graissées; boire du bon vin avec eau fortement vinaigrée; ceux qui ne peuvent faire ainsi, jusqu'à ce que la loi de la Société soit plus humaine, qu'elle permette au pauvre, au travailleur de se nourrir convenablement, le pauvre calmera la faim en faisant fondre du suif dans ses aliments en augmentant chaque jour la quantité.

François LESCURE.

Fer. — Le fer est très indiqué contre le croup, le chancre de mauvaise origine, en injectant du perchlorure de fer dans les veines et dans les artères on a obtenu la cure radicale des anévrismes des narines, c'est un hémostatique puissant, prompt et sûr. Voici quelques formules que chacun pourra facilement préparer contre le chancre : Eau, 25 gr ; perchlorure de fer à 30 degrés, 12 gr.; acide chlorhydrique, 5 gr.; acide citrique,; 5 gr.; perchlorure de fer à 30 degrés, 5 gr.; eau distillée, 35 gr.; en badigeonnant plusieurs fois par jour les plaies avec un pinceau imprégné de cette solution, on obtiendra une rapide guérison. Traitement radical en un mois : Première semaine, perchlorure de fer à 30 degrés, 5 gr ; décoction de guimauve, un litre à prendre en injections trois fois par jour; deuxième semaine, perchlorure de fer à 30 degrés, 10 gr ; décoction de guimauve, un litre; injection trois fois par jour; troisième semaine, perchlorure de fer à 30 degrés, 15 gr ; décoction de guimauve, un litre; injection trois fois par jour; quatrième semaine, perchlorure de fer à 30 degrés, 20 gr.; décoction de guimauve, un litre; injection trois fois par jour. Il n'est pas de pertes, quelques rebelles qu'elles soient, qui puissent résister à ce traitement, leucorrhée, fleurs blanches, catarrhe utérovaginal, utérovulvaire, engorgement du col, granulation du col, du vagin, trouvent leur guérison dans ce traitement énergique et sans danger. (*Médecine populaire.*)

Fièvres en général. — *Traitement* : Compresses d'eau saintonge, de vinaigre autour du cou, aux poignets, parfois sur la tête, le front, le crâne, prendre garde aux yeux; sur la tête et sur le front, compresses, de temps à autre, d'eau fraîche, par fois une demi-heure avant la fièvre, mettre à chaque pouls un cataplasme fait avec une poignée de petite sauge bien pilée, un peu de suie la plus rapprochée de la cheminée, le tout pétri avec du vinaigre bien fort et trois ou quatre fois par jour avaler un peu de camphre et un peu d'aloès; pendant trois ou jours, quelque fois lavements vermifuges un peu de mélasse, mettre sur le ventre un cataplasme de son, par fois pétri avec de la citrouille bouillie mandras haché, souvent se lotionner le corps avec de l'eau-de-vie ou vinaigre; saler assez fortement les aliments et quelque fois désaillacer, oignon, ferme populaire à tous les repas jusqu'à guérison; très peu de vin surtout si on est fort sanguin, pour boisson, de l'eau pure fontaine, rivière ou ruisseau; par fois on la fait l'eau ferrée en mettant du fer et de l'étain dans un vase rempli d'eau; tisane tantôt de chiendent, de scabieuse, de feuilles, et tige de chicorée sauvage, de ronces de champ, de racine de tussilage, de seconde peau de sol, souvent alcoolisées d'eau saintonge ou d'ammoniaque, d'éther; souvent boire un verre d'urine au sortir du corps, purifier l'air de la chambre en y jetant du vinaigre, en brûler sur une pelle rougie au feu, en allumant de grands feux dans les bas fonds un peu éloignés des habitations et de la paille fourragère.　　François LESCURE.

FIÈVRES typhoïdes, muqueuses continues, graves, putrides, gastrentérites, folléculaires, diathiémentérite. — *Traitement* : Procéder rapidement par un vomitif; émétique, un décigr.; eau de menthe 50 gr.; eau simple, 100 gr.; sirop d'ipécacuana, 50 gr.; boire trois fois en dix minutes, et un quart d'heure après l'absorption de la potion, il faut boire quatre verres d'eau tiède, les vomissements alternent et buvez ainsi jusqu'à cinq fois; qu'on ne craigne rien, l'estomac ne garde point l'eau et c'est le seul moyen de faire vomir sans douleur; le second jour, on donnera un purgatif avec la poudre tempérante suivante : Nitre, 5 gr.; émétique, 5 centigr.; bouillon aux herbes, un litre; boire par tasse toutes les dix minutes; l'émétique administré à la dose de 5 centigr. dans un litre de bouillon aux herbes ou de veau est le meilleur de tous les dépuratifs dans cette occasion; pour la suite de la maladie, préparer la potion suivante : Eau gommée, 60 gr.; sirop de limonade, 40 gr.; chlorate de potasse, 2 gr., à prendre dans les vingt-quatre heures; tous les deux jours en augmentera la quantité de chlorate de potasse jusqu'à la dose de 6 gr.; en outre de cela, il faudra donner, comme boisson douce, de l'eau très fraîche au malade à volonté et lui administrer également deux lavements d'eau fraîche par jour, puis on appliquera constamment sur l'abdomen des compresses froides avec la dissolution suivante : Eau, un litre; chlorate de potasse, 32 gr.; acide chlorhydrique, 10 gr.; du neuvième au douzième jour, un mieux commencera à se déclarer, après cela, il faudra attendre les effets de la nature.

(*Médecine populaire.*)　　Dr DEBRAY.

FIÈVRE SIMPLE. — *Secours d'urgence* : Limonade, eau avec sirop de groseille dite alimentaire, repas au lait, tisane de feuille d'oranger, compresses d'eau fraîche vinaigrée, eau sédative sur le front, lavement d'eau salée, une grande cueillerée de sel commun par 300 gr. d'eau.

FIÈVRE INTERMITTENTE. — *Secours d'urgence* : Pendant le froid, réchauffer le malade, passer des cruches d'eau bouillante le long du corps, couvrir le malade; en nombre suffisant, tisane très chaude, thé, bourrache, fleur de sureau, violette, sauge, verveine, etc.; pendant le temps de la chaleur, tisane acidulée, diminuer le nombre des couvertures et enlever les cruches d'eau bouillante, modérer par des compresses d'eau fraîche sur le front et les sinapismes aux mollets l'afflux sanguin au cerveau, pendant la sueur, tisane tiède, couvrir un peu plus le malade, changer les vêtements humides contre des linges secs et bien chauds; si le malade est pris subitement, au milieu d'une fièvre intermittente, d'un froid extrêmement intense avec délire, assoupissement, défaillance réitérée, anxiété, convulsion chez les enfants, il faut redouter une fièvre pernicieuse et ne pas hésiter à administrer le sulfate de quinine à forte dose, soit par la bouche, 1 gr. dans une tasse aux trois quarts remplie de café, ou dans une cuillerée de miel, de confiture ou dans un pain à cacheter, soit dans un quart de lavement d'amidon dans lequel on délaye 1, 2 et 3 gr. de sel, quinine; chez les enfants, ces doses sont réduites de moitié bien entendu; on ne négligera pas en même temps les applications froides sur le crâne et les sinapismes aux jambes et sur les bras.

(*Médecine populaire*.)   Dr BERTHERAND.

Fissures et fistules à l'anus. — *Traitement* : Introduire dans l'anus, à l'aide d'une forte mèche, une mèche de charpie enduite de pommade Auscitaine, un peu mouillée avec huile ou glycérine, parfois pétrie avec herbe de Saint-Jean, maintenir presque continuellement dans l'anus jusqu'au garde robe; pour les fistules, on a soin de pétrir la pommade avec de l'eau-de-vie ou du vinaigre; de temps à autre, lavements émollients, injections avec de l'eau salée, mêler avec un peu d'huile et vinaigre où on fera macérer des feuilles de St-Jean pendant un jour; pour les fistules lacrymales, applications fréquentes de compresses d'eau-de-vie ou vinaigre, urine sur le côté du nez qui correspond à la fistule, souvent priser du camphre et se laver les yeux, renifler, injections avec de l'eau bienfaisante ou urine pure au sortir du corps.   François LESCURE.

Traitement de la FISSURE à l'anus sans opération, par le docteur Mascarel : Tous les jours, prendre un lavement à l'eau tiède, additionné d'une grande cuillerée de glycérine; après chaque garde robe terminée, introduire dans l'anus, à l'aide d'un porte-mèche, une mèche de charpie, du volume du petit doigt, bien enduite de pommade composée de glycérine et d'huile d'amande douce à 3 i., onguent de la mère, 3 i.; avant l'introduction de la mèche, avoir soin de bien enduire le tour de l'anus d'une couche abondante de la même pommade, si la constipation est très prononcée, donner tous les soirs, dans une cuillerée de potage, à l'heure de dîner, 5 centigr. de poudre de belladone, huit fois sur dix la fissure est radicalement guérie, après trois semaines ou un mois au plus de de ce traitement.   (*France Médicale*)

Contre les FISSURES de la peau, biborate de soude, 2 gr.; glycérine, 30 gr.; eau, 120 gr.   (*Médecine populaire*.)

Fluxions de poitrine, pointe au côté. — *Traitement* : Compresses tantôt d'eau saintonge ou d'eau-de-vie et de vinaigre; sur la pointe, tantôt cataplasmes de son, mettre sur la pointe, bien chaud, tantôt du son grillé, de l'avoine enveloppée dans un petit sac ou une jambe de bas, mettre sur le mal un emplâtre fait avec de la poix noire de Bourgogne, par fois badigeonner la pointe et les alentours avec le goudron de Norvège que l'on recouvre de papier dit de crasse, tisane tantôt de chiendent avec 3 gr. de nitrate de potasse par verre d'eau, tisane de lierre terrestre avec romarin, parfois alcoolisée d'eau saintonge, prendre sirop Auscitain, urine au sortir du corps; si le second jour il n'y a pas soulagement, mettre sur la pointe les sangsues; pour cela on fera bien d'aller voir le médecin   F. LESCURE.

Flueurs blanches. — *Traitement* : Saler, épicer et préparer ses aliments avec de l'ail et de l'oignon, le soir s'introduire dans les parties au moyen d'un porte-mèche, ou autre à peu près, une mèche de charpie assez grosse et bien enduite de Pommade Auscitaine ramollie avec un peu d'huile, de glycérine, ou de pommade, faite en faisant fondre ensemble un peu de sel gris, du sucre, de l'huile, de la glycérine, de la graisse de porc et du camphre; souvent, pendant le jour, des injections avec de l'eau bienfaisante, de l'eau salée, mêlée d'huile bonne à manger, et deux ou trois gouttes d'eau-de-vie ou de vinaigre.   F. LESCURE.

Injections contre les flueurs blanches : Potasse, eau asitique, 5 décigr.; eau distillée, 600 gr.; opium pur, 2 décigr.; deux injections par jour; vous allez au vin de vos repas, la très agréable eau gazeuse suivante : Tartre ferrico potassique, 1 gr.; bicarbonate de soude, 6 gr.; acide citrique en grumeau, 4 gr.; mettez d'abord dans une forte bouteille la tartre ferrico potassique, ajoutez-y le bicarbonate de soude, remplissez la bouteille d'eau pure, en laissant vide tout le goulot, ajoutez-y l'acide citrique en grumeau et non en poudre, bouchez fortement la bouteille et servez-vous en une demi-heure après, c'est la plus agréable et la plus réconfortante des boissons.

Eau hydridatée contre les flueurs blanches : Iodure de fer, 5 gr.; eau pure, 1,000 gr.

Injections contre les flueurs blanches chroniques, qui ne sont pas accompagnées de douleurs : Extrait de saturne, 10 gr.; vinaigre distillé, 250 gr.; eau distillée de rose, 150 gr.; quatre injections par jour.   (*Médecine populaire.*)

Autre injection pour les femmes enceintes : Potassique caustique, 5 décigr.; eau de guimauve, 600 gr.; opium pur, 2 gr., en prendre deux ou trois fois par jour, on complètera ce traitement par une hygiène alimentaire, et un traitement interne approprié, viande saignante, vin de bagnols, à ses repas coupé avec de l'eau d'orgeat, exercice modéré, et deux fois par jour une cuillerée à bouche du sirop suivant : Lactate de fer, 4 gr; eau distillée bouillante, 200 gr.; sucre blanc, 400 gr.; on peut aussi faire mettre 25 centigr. de lactate de fer, dans un petit pain et le prendre le matin avec son chocolat, même dans l'état de grossesse, les flueurs blanches cesseront rapidement avec cette médication; il faut toujours suspendre notre traitement pendant la menstruation, il faut le suspendre également, si on craint un arrêt dans ses mois.

(*Médecine populaire*,)   Dr DEBRAY.

Foie, maladie du foie. — *Traitement* : Manger les aliments salés, épicés et surtout préparés avec de l'ail et de l'oignon; souvent, manger de l'ail et de l'oignon au croque sel; boire du bon vin, du café ou de l'eau vinaigrée, pas trop d'eau-de-vie; si on est gras, replet, exercice un peu fatigant pour suer; si on est faible pas trop fatiguer; souvent tisanne de cresson, faite des fois avec de l'urine; le matin et plusieurs fois pendant le jour, boire un verre d'urine à la sortie du corps; tisane de romarin, des fois ajoutez-y un peu de menthe et de grimoine; souvent avaler un peu de camphre ou de l'aloès, un peu d'huile de ricin ou autre bonne à manger; lotions à l'eau-de-vie sur le ventre, sur le dos, sur les reins, sur les côtes; sur le ventre tantôt des compresses d'eau Saintonge, de vinaigre, ainsi que des cataplasmes sonnés, de Pommade Auscitaine, des fois pétrie avec de la citrouille bouillie.   François LESCURE.

Contre la chlorose : Tartre ferrico potassique, 1 gr.; eau de selz ordinaire, 1,000 gr.; on met au fond d'une bouteille 1 gr. de carbonate ferrico potassique, on passe dans la bouteille toute l'eau de selz, d'un siphon, d'un litre, on bouche hermétiquement, et on s'en sert dès que le sel de fer est dissous.

Autre traitement : Vin blanc, mousse ferrugineuse, tartre ferrico potassique, 1 gr.; bicarbonate de soude, 6 gr.; acide citrique, 4 gr.; vin blanc chablis, 650 gr.; déposez le sel de fer et le bicarbonate de soude, dans le vin blanc, ajoutez-y l'acide citrique et bouchez hermétiquement la bouteille; si on trouve les préparations oxygénées à l'eau de selz ou au vin blanc trop onéreuses, on peut faire dissoudre le tartre ferrico potassique dans de l'eau pure, à raison de 1 gr. de sel de fer par bouteille d'eau.

Sirop de citrate de fer : Sirop de sucre, 470 gr.; citrate peroxyde de fer liquide, 30 gr.; aromatisez avec l'alcoolatre de citron, 8 gr.

Sirop de sulfate de fer et de magnésie : Citrate de fer et de magnésie, 8 gr.; eau de fleur d'oranger, 15 gr.; sirop de sucre, 480 grammes.

Dragées ferrugineuses : Pyrophosphate de fer ammoniacal, 50 gr.; sucre vanillé, quantité suffisante pour faire cinquante dragées, qui contiendront chacune 10 centigr. de sel de fer.

Vin de quinquina ferrugineux : Citrate de fer ammoniacal, 5 gr.; vin de quinquina ou de malaga, 1,000 gr.; faites dissoudre le citrate de fer dans deux fois son poids d'eau distillée, filtrez et ajoutez au malaga un petit verre de cognac.

Pilules toniques et ferrugineuses, contre la chlorose : Sous-carbonate de fer, 5 gr.; extrait mou de quinquina, 5 gr ; extrait gommeux d'opium, 50 centigr.; f. s. p., 50 pilules, de deux à quatre par jour, principalement au moment du repas. Lorsqu'il y a de la constipation, on modifie la formule de la manière suivante : Sous-carbonate de fer, 4 gr.; extrait mou de quinquina,

3 gr.; extrait de rhubarbe, 3 gr.; extrait gommeux d'opium, 50 centigr.; f. s., 50 pilules à prendre comme les précédentes.

(Médecine populaire.)

Folle. — *Traitement* : Douches glacées sur la tête, compresses d'eau froide sur le front, au tour du cou et derrière les oreilles. On peut prendre les douches dans un établissement et à défaut avec une éponge ou un linge bien mouillé, que l'on fait couler sur la tête. On prend des bains de siège quand la saison est favorable, dans un établissement ou chez soi, dans une comporte; souvent, faire boire un verre d'eau sucrée, contenant 10 à 15 gouttes d'ammoniaque, d'eau Saintonge, d'eau sédative; pendant dix ou quinze jours, tisane de grimoine, tantôt de tilleul, de porcelle dite pelle porc, de racine d'églantier, de racine de tambouret qu'à la campagne on nomme cardouch champêtre dont la tige fait ordinairement une boule épineuse, tisane de coquelicot, de romarin, de feuille de ronce, de mélisse, de grimoine, de scabieuse, de racine, feuilles et tige de patience, de sabardane; à toutes ces tisanes, par fois y mettre un peu de fleur de lin ou de chanvre et orties, parfois alcoolisées d'eau saintonge ou d'ammoniaque, autre fois, prendre des vermifuges et quelques autres fois saler, épicer ailler, oignonner passablement ses aliments, s'abstenir de toute boisson alcoolique, surtout d'absinthe, vin pur très peu surtout du blanc; pour boisson, eau rougie au vinaigre, et le mieux serait de l'eau pure et fraîche, par fois ferrée en y mettant des clous rouillés, souvent compresses d'eau Saintonge sur la tête, autour du cou, derrière les oreilles, sur les épaules, ainsi qu'aux poignets; sur les mêmes endroits, compresses d'eau de tilleul par fois mêlées, par égale part, d'eau Saintonge ou vinaigre, se purger quelques fois et prendre un peu d'huile de ricin ou autre bonne à manger, fumer tabac ou camphre ou en priser, farine populaire, 1 ou 2 cuillerées à soupe chaque fois, prendre beaucoup l'air et faire de l'exercice corporel principalement à la campagne, dans tous les cas, prendre le malade par la douceur, chercher à le ramener, le flatter, mais ne jamais lui céder et, en cas de mouvements inquiétants pour lui, les assistants doivent paralyser ces efforts en lui liant les mains, les jambes et en lui mettant la camisole de force.   François LESCURE.

Fracture du crâne. — *Secours d'urgence* : Ceux de la comotion cérébrale, voir ci-dessus.

FRACTURE DE LA COLONNE VERTÉBRALE. — *Secours d'urgence* : Coucher le blessé horizontalement sur le dos, sur une surface dure ou un lit de crin, ou mieux de feuilles sèches, la tête sur le même plan que le corps, lavements salés, immobilité complète du tronc.

FRACTURE DE LA MACHOIRE INFÉRIEURE. — *Secours d'urgence* : la seule chose à faire en attendant le médecin, c'est d'immobiliser la mâchoire à l'aide d'un mouchoir ou cravate emboîtant le menton et venant nouer ses extrémités sur le sommet du crâne; le malade ne devra boire qu'à l'aide d'une pipette passée dans le hiatus que peut laisser l'absence d'une dent.

FRATURE DE LA CLAVICULE. — *Secours d'urgence* : Se borner à remonter le bras le plus haut possible du tronc et le maintenir dans cette position à l'aide d'une écharpe, mouchoir, serviette pliée en triangle dont le pli reçoit le plus grand poids; on noue l'écharpe sur l'épaule opposée, par dessus cette écharpe et perpendiculairement au bras attaché, au tour du cou, un autre mouchoir ou bande afin de maintenir le coude serré contre le tronc, puis appliquer des compresses d'alcool camphré, d'eau sédative, d'eau fraîche sur la clavicule.

FRACTURE DU STERNUM. — *Secours d'urgence* : Compresses permanentes d'eau-de-vie camphrée, pure ou mêlée à de l'eau de savon, d'eau blanche, d'eau salée, application d'un bandage de corps, d'une serviette longue, pliée en deux, entourant la poitrine sur le devant de laquelle les extrémités sont ramenées et fixées par des épingles.

FRACTURE DE L'OMOPLATE. — *Secours d'urgence* : Immobiliser le bras à l'aide d'un bandage de corps, comme ci-dessus, après lequel on attache, devant et derrière les extrémités, une petite écharpe placée en sautoir sur l'épaule afin de maintenir les compresses résultives sur le siège de la fracture. La fracture de ces membres nécessite des manœuvres et des applications d'appareils trop délicates pour qu'elles sortent de la compétence du chirurgien, en attendant son intervention, on pourra cependant soulager le blessé par les moyens suivants :

FRACTURE DU BRAS — *Secours d'urgence* : Compresses résultives permanentes, eau blanche, eau sédative autour du siège des souffrances, soutien du poids du bras et son immobilisation à l'aide d'une écharpe dont le plein embrasse le cou et l'avant-bras et dont les extrémités passent l'une sur l'épaule du côté blessé, l'autre sous l'aisselle opposée pour aller se nouer, avec la précédente, derrière le cou.

FRACTURE DE L'AVANT-BRAS. — *Secours d'urgence* : Placer l'avant-bras dans une gouttière improvisée en carton, en écorce d'arbre, en feuille d'agame, qu'on suspend par une écharpe derrière le cou, maintenir en permanence soit des applications froides, soit une injection du membre à l'aide d'un arrosoir plein d'eau et suspendu à une certaine hauteur.

FRACTURE DE LA CUISSE. — *Secours d'urgence* : Envelopper l'articulation de compresses résultives, eau-de-vie camphrée, eau sédative, eau fraîche, eau salée, puis immobiliser le membre entier à l'aide de deux bâtons ou de deux planchettes étroites de 5 centim. de large placés l'un en dehors, depuis la hanche jusqu'au pied, l'autre depuis le pli de la fesse jusqu'au pied et fixés dans cette position par des cravates, des écharpes, celles d'en haut passsées autour du bassin, les autres échelonnées de distance en distance autour de la cuisse, de la jambe et du pied, le blessé peut être ainsi transporté jusqu'à son lit où il sera couché dans la position assise ou presque assise. Même secours d'urgence pour les fractures de la rotule, os placé en avant de la boîte du genou et de la jambe, dans celle du pied, ce dernier doit être bien soutenu afin qu'il ne tombe ni d'un côté ni de l'autre; résultat facile à obtenir sûrement avec mon appareil à entorse.

(*Médecine populaire.*) Dr BERTHERAND.

Furoncle, anthrax, panaris, qu'à la campagne on nomme loiron. — *Traitement* : Mettre dessus et au tour de la graisse très douce d'oie ou de mâchoire de cochon, ramollir avec un peu d'huile, cérat ou graisse fraîche, pommade Auscitaine un peu ramollie avec huile, le tout maintenu avec un linge ou chiffon fin, laisser toujours faire son cours au furoncle, ça purge le corps; quand ils sont bien mûrs, s'ils ne s'ouvrent pas, on peut les ouvrir en tirant avec les ongles, les doigts ou pinces le bout pointu de dessus, puis serrer, presser un peu pour faire couler le pus, sang ou matière, jusqu'à guérison maintenir dessus de la graisse, pommade, comme il est dit plus haut, ou cataplasmes de farine de riz, fécule de pomme de terre, mie de pain, laver souvent le siège du mal et autour avec de l'eau tiède de mauves, guimauves, eau tilleul et compresses de la même eau ou faire cuire au feu un oignon blanc, puis tout chaud, le couper en deux et en entourer le mal maintenu avec une bande et renouvelez cela deux fois par jour. François LESCURE.

Moyen pour faire avorter les furoncles : faire un mélange, chlorure de chaux, 30 gr.; eau, 500 gr.; tremper des compresses dans ce liquide et appliquez-les sur le furoncle en même temps que vous ferez sur la peau des bandages à la teinture d'iode.

(*Médecine populaire*).

Flatuosité et crudité. — *Traitement* : Cannelle en poudre, 100 gr.; muscade en poudre, 80 gr.; safran, 85 gr.; girofle, 40 gr.; cardamome, 25 gr.; sucre en poudre, 500 gr. Mêler et diviser par paquets de 2 gr., à prendre après chaque repas. La préparation suivante de Parmentier est encore très stomachique : Magnésie décarbonatée, 0 gr. 4; safran en poudre, 0 gr. 3; cannelle pulvérisée, 0 gr. 4, et quantité suffisante de sucre. A prendre dans le courant de la journée pour combattre l'atonie des organes digestifs, avec flatuosités. (*Médecine populaire.*)

Gale insecticide, gale du sang. — *Traitement* : Pour la gale insecticide, se lotionner les parties atteintes et même tout le corps avec de l'eau saintonge, du vinaigre, de l'eau-de-vie, du laurier rose commun ou sauvage bouilli avec du vin, du vinaigre ou autre alcool, lotions à l'eau tiède savonnée avec du savon noir ou eau bienfaisante, frictions à la pommade auscitaine ou avec de la graisse blanche camphrée ou sucrée, parfois pétrie avec de l'herbe de Saint-Jean; changer de hardes, et continuer ainsi jusqu'à complète guérison. On fait sortir la gale du sang en buvant

de la tisane de racine, de feuille et de tige de laparasse dite labardane et de patience; bains d'eau courante, lotions fréquentes avec
des liquides acidulés, tisane de chiendent nitré, limonade.

François LESCURE.

Gangrène. — *Traitement* : Couvrir la surface gangrénée
d'eau-de-vie camphrée ou d'eau de tilleul pure ou mêlée avec de
l'eau-de-vie ou du camphre; on peut encore faire bouillir avec du
vin ou du vinaigre de la grimoine, du sureau, un peu de fer, de
zinc et de sel gris, on laisse ensuite refroidir et on y ajoute beaucoup de jus de limon et de poudre de camphre; puis on recouvre
de ce liquide la partie malade ou on la badigeonne avec un plumeau de charpie, imbibé de chlorure de soude; on met parfois sur
la partie malade une couche de pommade ausciaine, quelquefois
pétrie avec de l'herbe de Saint Jean hachée, ou bien une feuille
de cette dernière plante; tisane de grimoine, de salseparaille, de
chiendent et de la farine populaire a tous les repas.   F. L.

Gros cou. -- *Traitement* : Compresses d'eau-de-vie, de vinaigre, salées. Pour les grenouillettes, tremper souvent un doigt
dans l'eau-de-vie ou le vinaigre salé et le passer sur le bouton;
se gargariser avec l'eau bienfaisante, avec de l'eau vinaigrée ou
avec de l'urine au sortir du corps.   François LESCURE.

Glandes. — *Traitement* : Cinq à six fois par jour compresses d'eau saintonge ou de vinaigre très fort; quand on ne peut
plus le supporter, application de pommade ausciaine un peu
huilée et parfois compresses d'eau-de-vie ou d'eau de tilleul; tisane
de racine, de feuille ou de tige de patience, de salseparaille, de
cresson ou de grimoine; ne pas aller à l'air; cataplasmes de son,
quelquefois mêlés avec un peu de citrouille bouillie; prendre assez
souvent un petit verre de liqueur ou de sirop ausciain. F. L.

Gorge (Mal de). — *Traitement* : Sous la gorge et autour
du cou compresses d'eau saintonge, d'eau-de-vie ou de vinaigre;
on entoure aussi la gorge avec une manche de chemise ou avec
une jambe de bas remplie de cendres bien chaudes; tâcher de
transpirer de la gorge. Quand on est sujet à ce mal, porter constamment un foulard autour du cou et se gargariser avec de l'eau-
de-vie ou de l'eau vinaigrée, boire de l'urine au sortir du corps
et s'en gargariser, et prendre souvent du vin chaud bien sucré.

François LESCURE.

Gorme du cerveau dans la syphilis.—*Traitement*:
Toutes les fois qu'on se sentira pris subitement et périodiquement
de vertige, on devra tout d'abord chercher si dans le passé on n'a
pas eu quelque maladie syphilitique. Si on en a été atteint et
qu'elle ait été mal soignée, quatre-vingt-dix fois sur cent, si on
n'y prend pas garde, ces vertiges occasionnent de terribles accidents, amènent un ramollissement de cerveau et conduisent souvent à la folie. Qu'on n'hésite pas à suivre le traitement suivant,

et les symptômes qui ont révélé cette dangereuse situation ne tar-
deront pas à disparaître : Deux fois par jour et une heure avant
le repas prendre cinq granules de biodure d'hydrargire du
Dr Burggræve, que l'on portera graduellement à dix, sans dépasser
la dose de vingt par jour; le matin en se levant et le soir en se
couchant, 25 centigr. d'iodure de potassium, que l'on portera graduellement à 1 gr. le matin et 1 gr. le soir, à prendre dans un
demi-verre d'eau sucrée. Ce traitement doit durer treize mois, afin
d'être à l'abri de toute rechute.

(*Médecine populaire*.)   Dr DEBRAY.

Goutte. — *Traitement* : Appliquer sur la douleur une compresse de vinaigre salé et chaud, faire bouillir avec du vin ou du
vinaigre deux grandes poignées de sel gris par litre et de la peau
de chêne, puis appliquer chaudes des compresses de ce liquide sur
la douleur. Quelquefois, frictions et cataplasmes de pommade auscitaine; d'autres fois, pétrir de la pommade auscitaine avec de la
citrouille bouillie ou de l'herbe de Saint-Jean hachée, qu'on
pourra arroser parfois de vinaigre, d'eau-de-vie ou d'urine quelque temps avant et pendant l'accès goutteux. Plusieurs fois par
jour prendre une ou deux cuillerées de farine populaire durant au
moins vingt-cinq jours, en faire des pilules avec le sirop auscitain
et en prendre souvent pendant le jour. Les aliments doivent être
salés et préparés avec de l'ail et de l'oignon. S'abstenir de boissons
alcooliques et des plaisirs vénériens. Si on est sanguin, fort et
robuste, replet, ne pas faire trop de bonne chère, mais beaucoup
d'exercices fatigants, afin de transpirer. On ne trouvera pas un
homme de peine, un bûcheron, un laboureur, un homme qui
fatigue et qui n'a pas une trop bonne nourriture, qui soit affligé
de la goutte; il n'y en a pas.   François LESCURE.

Autre traitement : Cataplasmes émollients de graine de lin
arrosés de six à huit gouttes de laudanum de Sydenham, ou bien
faire bouillir de la farine de lin avec une décoction de tête de
pavot, 20 gr. par litre d'eau, ou bien encore appliquer une compresse imbibée d'une solution de 4 gr. d'alcali volatil dans 100 gr.
d'eau, et placer par dessus une feuille de taffetas gommé.

Pommade contre la goutte : Gomme-gutte finement pulvérisée,
10 gr.; mirgrrh, 10 gr.; cannelle, 10 gr.; salycilate de soude,
10 gr.; essence de térébenthine, quantité suffisante pour consistance fluide. Trois énergiques frictions par jour et recouvrir
ensuite les articulations malades avec de la ouate ou de la laine.

(*Médecine populaire*.)

Grippe. — *Traitement* : Appliquer sous la gorge une manche
de chemise ou une jambe de bas remplie de cendres bien chaudes;
faire transpirer de la gorge; compresses d'eau-de-vie ou de vinaigre sur la gorge, se gargariser avec du vinaigre étendu d'eau ou
de l'eau miellée; se gargariser souvent et boire l'urine au sortir
du corps. On doit purifier la chambre et les appartements du ma-

lade en y jetant du vinaigre à droite et à gauche, on se lotionne aussi la gorge et le cou avec ce liquide.　　　Fr. LESCURE.

Autre traitement : Infusions très chaudes de mauves, de feuilles d'oranger, de bourrache et de violettes; fumigations sous le nez avec les mêmes plantes. Sinapismes aux jambes et sur les côtés de la poitrine; bains de pieds à la moutarde ou aux cendres, avec une poignée de sel et un demi-verre de bon vinaigre; lavements émollients de mauve ou de son.　　　(*Médecine populaire.*)

Haleine mauvaise. — *Traitement* : Souvent se gargariser et se rincer la bouche avec l'eau bienfaisante, mêlée avec du sirop auscitain ou avec de l'eau vinaigrée. Les aliments doivent être salés et épicés, et préparés avec beaucoup d'ail et beaucoup d'oignon; manger souvent de la salade bien assaisonnée, surtout de celle de nasitort; se tenir à la bouche des pastilles de bonne haleine.　　　François LESCURE.

La préparation suivante est très employée : Chlorure de chaux sec, 12 gr.; eau distillée, 60 gr. Filtrez, et ajoutez-y 60 gr. d'alcool à 90 degrés et 1 décig. d'huile essentielle de girofle. Se rincer la bouche avec une cuillerée à café de cette solution dans un verre d'eau.　　　(*Médecine populaire.*)

Hémorrhagie (PERTE DE SANG). — *Traitement* : Si la perte de sang se produit à un membre, le serrer fortement au-dessus de la blessure avec un lien quelconque; pratiquer ensuite des lotions, des injections, et appliquer des compresses d'eau fraîche sur la blessure et les alentours. Si la perte de sang se produit par la bouche, faire respirer, faire boire de l'eau salée ou vinaigrée, de l'eau-de-vie, mêlée avec de l'eau de goudron, ainsi que de l'eau fraîche, même glacée, et appliquer des compresses des mêmes liquides derrière les oreilles. Si la perte se produit par en bas, appliquer les dites compresses sur le ventre. Enfin, pour arrêter sûrement le sang, prendre du suc de corneillée, parfois mêlé en parties égales avec du suc d'orties, on peut même ajouter à ce mélange un verre d'eau fraîche environ; cette boisson peut être remplacée par une tisane faite avec ces deux plantes, de l'eau et quelquefois de l'urine. Si la perte de sang a lieu par le nez, lever brusquement les deux bras, d'autres fois l'un après l'autre, ou priser de la poudre de gomme, de plâtre non éteint, de tan, de séné, ou introduire dans les narines des boulettes de charpie, de petits morceaux d'amidon mouillés et roulés dans la même poudre, et pincer les narines avec un morceau de bois fendu aux extrémités.　　　François LESCURE.

HÉMORRHAGIE DE L'ARTÈRE. — Il faut agir par compression. S'il s'agit d'une hémorrhagie nasale, il faut placer la personne à l'air frais, appliquer des compresses d'eau vinaigrée autour de la tête, autour du nez, aux tempes, aux cuisses, et au besoin comprimer les narines avec un tampon mouillé de vinaigre pur et pencher la tête en avant ou tenir les bras élevés au-dessus de la tête; bains et lavements d'eau froide avec du son.

Pilules pour arrêter les hémorrhagies : Extrait de ratafia, 4 gr.; ergot de seigle, 3 gr.; poudre de digitale, 50 centigr.; extrait de jusquiame, 25 gr. On divise en vingt pilules et on prend de quatre à six dans les vingt-quatre heures.

Autres pilules : Ergoline, 2 gr.; sulfate de quinine, 2 gr.; poudre digitale, 20 centigr.; extrait de jusquiame, 20 centigr. Pour vingt pilules, la dose est de cinq à huit ou dix pilules par jour.

Poudre hémostatique : Colophane, 60 gr.; gomme arabique, 35 gr.; charbon, 15 gr. Mêlez en poudre fine, que vous appliquerez sur les surfaces saignantes, très utiles dans les petites hémorrhagies provenant de coupures. (*Médecine populaire.*)

Hémorrhoïdes. — *Traitement* : Jusqu'à guérison, s'abstenir de boissons alcooliques, boire de l'eau pure de rivière ou de fontaine, et ferrée; on peut aussi boire de l'eau rougie, un peu de vin pur, surtout du blanc, de la tisane d'orties ou de corneillie, quelquefois les deux ensemble par égale part; parfois s'introduire dans l'anus un porte-mèche roulé d'un linge fin ou d'un mouchoir enduit de pommade auscitaine trempé dans le vinaigre ou l'eau-de-vie, lavements de son, de mauve, de graine de lin.   F. L.

Remède sûr pour guérir les hémorrhoïdes : Extrait aqueux de capsicum annuum ou piment de gardin, 80 centigr.; faites quatre pilules, à prendre deux le matin et deux le soir. — Contre l'anémie consécutive, contre les pertes de sang considérables, prendre le tartrate ferrico-potassique.

On combat encore les hémorrhoïdes par le traitement suivant : Se coucher horizontalement, les cuisses écartées et ployées sur le bassin; fomentations tièdes de décoctions concentrées de pavot; onctions d'huile, de suif, de beurre frais, demi-lavements d'eau, de graine de lin, de mauve, de lait et d'huile; tisanes émollientes, de mauves ou de guimauves; bains de siège tièdes d'eau de son ou de pavot. — Si la perte de sang est considérable, demi-lavements froids.

Pommade contre les hémorrhoïdes : Cérat, 60 gr.; jasmin, 2 gr.; décoction de plomb cristallisée, 2 gr.; extrait de belladone, 2 gr.
(*Médecine populaire.*)

Hoquet. — *Traitement* : Boire de l'eau salée un peu vinaigrée ou mettre quelques gouttes d'éther sur un morceau de sucre qu'on avale ou bien faire asseoir le malade, avec ses doigts boucher ses oreilles, dans cette position, lui faire boire un verre d'eau froide, parfois se lotionner le creux de l'estomac avec de l'eau saintonge, eau vinaigrée, eau-de-vie, et, à défaut, urine au sortir du corps.   François LESCURE.

Autre traitement : Compresses méthodiques du creux de l'estomac au moyen d'une couche épaisse de linges superposés de la grandeur de la paume de la main et maintenir serrés à l'aide d'un bandage de corps; en cas d'insuccès, quelques gouttes d'éther sur un morceau de sucre. (*Médecine populaire.*)

Hernie ou effort. — *Traitement :* Coucher le malade sur les reins, la tête plus basse que les reins et avec les mains et les doigts huilés ou graissés; faire des frictions sur le ventre, pousser doucement l'effort pour le faire rentrer, ensuite appliquer sur le bas-ventre une compresse d'eau-de-vie ou de vinaigre, cataplasmes de son ou autres bons pour cela, et une ceinture en toile longue, douce et assez large faite avec un mouchoir, linge ou foulard, cintrer, serrer un peu le bas-ventre jusqu'au nombril; s'il y a colique, lavement émollient sonné ou autre bon pour cet usage; porter un bandage ou ceinture désigné plus haut. Les personnes atteintes de cette maladie, les personnes de peine qui remuent des poids, devraient porter une ceinture par dessus le pantalon ou une corde de la grosseur d'un doigt, dont on dispose comme une ceinture; agir ainsi avant de lever un poids et on sera à l'abri des efforts. François LESCURE.

HERNIE ÉTRANGLÉE. — *Secours d'urgence :* Asseoir le patient dans un baquet à moitié rempli d'eau chaude, les genoux pliés contre le montant, couvrir la partie supérieure du corps, épaules, bras, tronc, de façon à provoquer une abondante transpiration; maintenir la température élevée du bain de siège; dès que l'eau devient tiède, une grande faiblesse générale survient au bout d'une demi-heure et favorise la rentrée de l'hernie.

(*Médecine populaire.*) Dr BERTHERAND.

Hydrocèle. — *Traitement :* Appliquer sur la tumeur tantôt compresses d'eau saintonge, d'eau-de-vie, vinaigre, cataplasmes de son; si au bout de quinze jours on ne voit pas de changement dans le volume, on pratique une opération avec la pointe d'une lancette ou bistouri et mieux avec un trocart, presser un peu pour faire vider, réitérer à des intervalles plus ou moins longs, puis injecter à l'aide d'une seringue, par le canal du trocart, rester en place après la ponction, un liquide irritant, tel que vin rouge ou eau alcoolisée chauffés à 34 degrés; si au bout de quelques jours il y a engorgement, inflammation, cataplasmes émollients et la guérison complète arrivera en peu de temps.

François LESCURE.

Hydrocéphalie. — *Traitement :* Trois ou quatre fois par jour, appliquer autour de la vessie hydrocéphalique une compresse imbibée d'eau mêlée avec eau saintonge et eau d'écorce de chêne, on la fait en faisant bouillir avec de l'eau la peau de chêne, parfois compresses d'urine, cataplasmes de pommade Auscitaine ou jonction de la tumeur et injection d'eau et d'un peu de vin ou eau vinaigrée; s'il n'y a pas de changement, voir le médecin.

François LESCURE.

Hydropisie. — *Traitement :* Manger les aliments salés,

épicés, aillés, oignonnés; sur le ventre et parfois sur les reins, constamment compresses d'eau saintonge, autrefois eau fortement vinaigrée d'eau-de-vie, cognac, bon vin blanc; ponctions renouvelées toutes les fois que l'on commence à souffrir du ballonnement de l'abdomen; pour les femmes, injection à l'eau bienfaisante un peu salée, puis, pour tous, tisane tantôt de fleurs de genest sec ou de peau de racine, de sureau, de carrottes blanches, de pomme reinette, de queue de cerise, de pariaterre, de poil de maïs, de salsepareille, de grimoine, de racine de patience coupée en morceau, manger des raisins à volonté et préférablement ceux qui sont pendus au plancher d'une cuisine, chambre, boutique de forgeron, de boulanger ou autre où l'on allume souvent le feu et où il fume beaucoup; on peut encore préparer ainsi ces raisins en les exposant pendant plusieurs minutes dans un four ou bien dans l'immersion d'une lessive de soude et à chaque repas manger avec la soupe une ou deux cueillerées à soupe de farine populaire.   François LESCURE.

Hydrorachis. — *Traitement* : Appliquer sur l'épine dorsale un cataplasme et frictions à la pommade Auscitaine ainsi que compresses d'eau saintonge, eau-de-vie, vinaigre, salés et camphrés, tisane de racine de patience, parfois lavement de graine de lin bouillie ou autre bonne pour cela.   F. LESCURE.

Humeurs dans le corps. -- *Traitement* : Tisane d'orties ou de grimoine, racine, feuille, tige de chicorée sauvage, souvent sirop Auscitain, farine populaire à tous les repas.

Indigestion. — *Traitement* : Manger les aliments salés, faire exercice un peu fatiguant, tel que courir, bêcher ou tout autre, boire de l'eau fraîche pure dans laquelle on mettra des feuilles de hauve dit bert, souvent un bon verre de vin Auscitain, infusion de feuilles d'oranger avec une cueillerée de jus de citron, boire eau vinaigrée, limonade faite avec citron et grains de grenade, parfois alcoolisé d'eau saintonge, boire un verre d'urine au sortir du corps ou 6 ou 7 centigr. de bicarbonate de soude, un peu d'huile de ricin, lavement de son avec un peu d'huile, avec la soupe 2 ou 3 cueillerées à soupe de farine populaire, manger des biscuits de soldat et là dessus boire de l'eau fraîche.   F. L.

Inflammation. — *Traitement* : Tantôt compresses d'eau fraîche ou d'urine sur l'inflammation, cataplasmes de son en y mêlant un peu d'huile ou de pommade Auscitaine, boire de l'eau pure et fraîche, parfois manger un peu salé, de préférence soupe avec une cuillerée de farine populaire et à la saison beaucoup de raisin mûr, tisane de racine de patience, bouillon léger et dégraissé.

Ivresse. — *Traitement* : Evacuation de l'estomac en buvant de l'eau tiède salée; un moment après, donner de temps en temps du sirop auscitain pur ou étendu d'eau.   François LESCURE.

Insomnie. — *Traitement* : Manger des aliments salés, épicés, avec beaucoup d'ail et d'oignon, et dans la soupe une à deux cuillerées à potage de farine populaire. Ne pas abuser de liqueurs, ni de vin, jusqu'à complète guérison mieux vaudrait ne boire que de l'eau naturelle, parfois ferrée, ou de la piquette un peu forte. Avant de se coucher, avaler un peu de camphre, environ de la grosseur de la moitié d'une petite fève, en augmentant chaque jour jusqu'à ce qu'on aura atteint la grosseur d'une fève; boire un verre d'eau naturelle alcalisée de quelques gouttes d'eau de saintonge, d'ammoniaque ou d'éther. François LESCURE.

Potion contre l'insomnie : Hydrate de chloral, 5 gr.; eau distillée, 150 gr.; sirop de cerise, 50 gr. A prendre une cuillerée toutes les heures jusqu'à ce qu'on ait rattrapé le sommeil.

Autre potion : Hydrate de chloral, 2 gr.; sirop de cadienne, 30 gr.; hydrolat de menthe, 80 gr. A prendre une cuillerée toutes les heures. (*Médecine populaire.*)

Jaunisse. — *Traitement* : Prendre des boissons amères, telles que de la petite-centaurée, du houblon, de la gentiane, de la camomille acidulée, de la limonade, de l'orangeade diocritique, du chiendent, du pariétaire, de la reine des prés; boire des bouillons d'herbes, s'administrer des lavements laxatifs, dans lesquels on mettra du miel et du sel, et prendre des demi-bains tièdes. (*Médecine populaire.*)

Jambes (DOULEURS DES JAMBES, DES PIEDS ET DES BRAS). — *Traitement* : Appliquer constamment sur les douleurs des compresses et des lotions d'eau de saintonge, d'eau-de-vie, de vinaigre salé ou d'urine, des cataplasmes de son bien salés ou de pommade auscitaine; mettre ensuite sur la douleur une peau de chat, de lapin ou de lièvre, le poil tourné vers la chair, et ne l'enlever que lorsqu'on est trempé. S'il y a plaie, écorchure, ulcération, couvrir le mal d'une couche de pommade auscitaine, de graisse blanche ou de beurre bien sucrés; parfois saupoudrer de camphre, d'autres fois appliquer une hachure ou les feuilles entières de l'herbe de Saint-Jean. S'il y a enflure, lotions, compresses et baigner la partie malade avec de l'eau, du vin ou du vinaigre très salés, ou bien encore faire bouillir de l'écorce de chêne, de l'herbe de Saint-Jean, du bespil ou du pélicon, y ajouter trois ou quatre bonnes poignées de sel gris, et se laver la plaie ou faire des compresses avec cette ébullition, qu'on appliquera sur la partie malade. François LESCURE.

Kistes (LOUPES). — *Traitement* : Les couvrir un moment de pommade auscitaine ou de suif un peu chaud, puis ouvrir les loupes avec un instrument pointu et tranchant (une lame de bistouri, de canif, de ciseaux, etc.), ensuite les presser avec les doigts pour en faire sortir le pus, et enlever avec les ongles, les doigts ou de petites pinces les haricots ou les lauvaires qui se trouvent au fond ; on lave enfin la plaie avec de l'eau bienfaisante, de l'eau

5

salée, de l'eau vinaigrée ou de l'eau-de-vie étendue d'eau et on la recouvre de pommade auscitaine ou d'un cataplasme de son souvent arrosé de vinaigre, d'eau-de-vie, d'eau bienfaisante, d'eau salée ou d'urine. On fait encore disparaître les loupes en y mettant dessus une égale part de potasse caustique et de chaux vive pulvérisée. Il est cependant préférable de les crever et de le recouvrir tantôt d'un hachis d'herbe de Saint-Jean, tantôt de la feuille entière de cette herbe, de pommade ausitaine bien salée, pétrie parfois avec du bon vinaigre, le tout maintenu avec une bande. Renouveler au besoin.   François LESCURE.

Lavements. — Formules des lavements à administrer, selon les affections dont on est attaqué :

Lavement acétique : Vinaigre, 5 gr.; eau, 200 gr., à administrer dans les fièvres typhoïdes. — D'aloès : Aloès de cap, 5 gr.; savon médicinal, 5 gr.; eau bouillante, 100 gr.; laisser tiédir avant d'administrer. — Émollient contre le catarrhe utérin : Espèces émollientes, 30 gr.; eau, 300 gr.; faites bouillir un quart-d'heure; semence de lin, 15 gr.; eau, 200 gr.; faites bouillir un quart-d'heure. — De son : Son, 60 gr.; eau, 500 gr.; faites bouillir dix minutes et passez avec expression. — D'amidon : Amidon, 15 gr.; eau, 500 gr.; délayez l'amidon dans 200 gr. d'eau froide et portez le reste à l'ébullition; ces lavements sont excellents en cas d'irritation des intestins. — Des peintres : Huile de noix, 200 gr.; vin rouge, 400 gr.; mêlez; à administrer contre les coliques des peintres. — Vermifuge pour les enfants : Mousse de Corse, 15 gr.; eau, 100 gr.; faites bouillir pendant dix minutes, ajoutez 50 gr. d'huile de ricin. — Antiseptique, qui prévient la putréfaction dans les maladies : Camphre, 1 gr.; quinquina jaune, 15 gr.; serpentaire, 15 gr.; eau, 500 gr.; contre les fièvres graves, avec tendance à la gangrène. — Au quinquina : Quinquina jaune, 20 gr.; faites bouillir une demi-heure dans 250 gr. d'eau, passez et ajoutez douze gouttes de laudanum de Sydenham, pour les fièvres intermittentes. — Contre la névralgie abdominale : Poudre de valériane, 4 gr.; feuilles d'oranger, 5 gr.; eau bouillante, 200 gr.; laissez infuser un quart-d'heure et passez, et ne l'administrer que quand le liquide est tiède. — D'armoise : Armoise, 20 gr.; eau bouillante, 500 gr.; laissez infuser, passez et administrez tiède. — De chloral : Chloral hydraté, 2 gr.; eau tiède, 200 gr.; pour produire tout son effet, ce lavement doit être gardé, et en cas de forte colique on peut élever à 5 gr. la dose de chloral. — Contre les dyssenteries, les diarrhées chroniques et hémorrhagies intestinales : Perchlorure de fer à 30 degrés, 2 gr.; eau tiède, 500 gr.; il faut agiter longtemps pour obtenir une bonne dissolution. — Employé au début de la fièvre typhoïde : Chlorure de soude, 10 gr.; eau filtrée presque froide, 500 gr.; ajoutez à cela un ou deux lavages intestinaux à l'eau de sedlitz, puis administrez strychnine, aconitine, vératrine, une granule du Dr Burggraeve tous les quarts-d'heure, alternée avec celles de digitaline, de scillitine, de colchicine jusqu'à cédation; combattre le retour par l'arséniate de quinine et l'hydroferroganate de quinine, trois à quatre granules par heure entre les accès et en arrêter les derniers en reprenant la strychnine, l'aconitine et la vératrine ensemble, une granule de chaque, tous les quarts-d'heure; prendre du consommé froid et du bourgogne à la glace mélangés dans une cuillerée et le mal sera combattu quatre-vingt-dix fois sur cent.

Lavement contre les vers ascarides et lombricoïdes : Arséniate de soude, 2 centigr.; eau tiède, 150 gr. Vider complètement le rectum avec un lavement ordinaire, puis administrer celui qui est indiqué ci-dessus. — Antispasmodique : Assa fœtida, 5 gr.; 1 jaune d'œuf; décoction de guimauve, 250 gr. — Contre les dyssenteries et les diarrhées rebelles : Tanin, 1 gr.; laudanum de Sydenham, 6 gouttes; eau, 300 gr. — Contre les diarrhées et coliques des enfants à l'époque de la dentition : Azotate d'argent, 5 centigr.; eau distillée tiède, 15 gr. — Sédatif : Extrait aqueux de belladone, 1 décigr.; eau tiède 200 gr. Lavement très calmant. — Pour faciliter la réduction des hernies : Extrait alcoolique de belladone, 10 cent.; infusion de camomille, 125 gr. Réitérer toutes les deux heures. — Contre les coliques : Camomille, 5 gr.; eau bouillante, 500 gr. Ce lavement est également bon pour relever les forces dans la chlorose et les fièvres intermittentes. — Contre les fièvres, avec affaiblissement et douleurs névralgiques : Camphre, 1 gr.; 1 jaune d'œuf; décoction de guimauve, 500 gr. — Contre la diarrhée des phtisiques : Acétate de plomb, 11 décigr.; carbonate de soude, 5 centigr. Faire dissoudre séparément dans un peu d'eau, verser la solution dans une décoction de 250 gr. de lin et ajouter 4 gouttes de laudanum de Rousseau.

Lavement diurétique. On donne le nom de diurétique à des médicaments qu'on absorbe et qui ont une action spéciale sur les reins, dont ils augmentent la sécrétion; les bulbes de scilles et de digitale sont nos meilleurs et nos plus sûrs diurétiques, on doit toujours les associer ensemble, mais à de très petites doses : Digitale, 2 gr.; scille et eau bouillante, 500 gr. Jeter scille et digitale dans l'eau bouillante, laisser infuser cinq minutes seulement et administrer ce lavement, qui doit être gardé.

Lavement de fleurs de genêt : Fleurs de genêt, 30 gr.; eau, 1,000 gr. Faire bouillir jusqu'à réduction à 500 gr. Excellent dans l'albuminerie, purge légèrement et fait uriner. Le lavement d'eau d'asperges est aussi un excellent diurétique, on l'emploie à la dose de 500 gr. — Contre la diarrhée des phtisiques : Acétate de plomb, 1 décigr.; carbonate de soude, 5 centigr.; faire dissoudre dans 250 gr. d'eau et ajouter 4 gouttes de laudanum de Rousseau. — Emétisé : Emétique, 3 décigr.; infusion d'arnica, 300 gr. On administre ce lavement contre l'apoplexie et contre le coma. — D'éther : Ether sulfurique, 4 gr.; eau fraîche, 125 gr.; à administrer contre les spasmes, les accidents hystériques, les gastralgies et les coliques hépatiques. — De ratahia : Extrait de ratahia, 1 gr.; alcool, 1 gr.; eau, 125 gr.; à administrer contre les fissures à l'anus. — De glycérine : Glycérine, 15 gr.; décoction de son, 150 gr.; à administrer au commencement des dyssenteries et des diarrhées. — Laxatif et purgatif : Huile de ricin, 30 gr.; miel commun, 30 gr.; décoction de guimauve, 300 gr. Conserver dix minutes. — Emollient : Décoction de lin, 300 gr.; huile blanche, 60 gr. — Contre les coliques de misère : Extrait aqueux de belladone, 1 décigr.; eau tiède, 200 gr. — Iodé, pour arrêter chez les enfants les selles sanglantes : Teinture d'iode, 9 gouttes; carbonate de chaux, 30 centigr.; eau tiède, 100 gr.; pour deux lavements. — Vermifuge : Absinthe, 30 gr.; racine de valvériane, 30 gr.; semence de tanaesio, 15 gr.; écorce sèche d'oranger, 15 gr. Diviser et mêler, prendre le tiers de ce mélange concassé et y verser dessus 500 gr. d'eau bouillante, laisser ensuite infuser pendant toute une nuit, passer avec expression, et la quantité obtenue suffira pour dix lavements; ajouter une cuillerée d'huile empyreumatique à chaque lavement. — Contre les accidents nerveux, musc, 1 gr.; camphre, 1 gr.; jaune d'œuf, 1. Délayer le tout dans une décoction de 250 gr. de lin.

Lavement nourrissant dans les dyspepsies chroniques et les vomissements des femmes enceintes : Huile de foie de morue, 20 gr.; thé de bœuf, 200 gr.; vin de bourgogne, 200 gr.; jaune d'œuf, 1. Le thé de bœuf se prépare de la manière suivante : Hachez bien menu 500 gr. de chair de bœuf, ajoutez 500 gr. d'eau froide, portez lentement à l'ébullition, retirez une minute après, passez avec expression et clarifiez avec un blanc d'œuf battu. Cette préparation fait également un excellent bouillon à la minjite pour les convalescents.

Lavement opiacé contre l'érection dans les blennorrhagies Camphre, 5 décigr.; extrait d'opium, 5 centigr.; jaune d'œuf, 1; eau tiède, 200 gr. — Calmant : Extrait de lactucarium, 15 centigr.; eau de fleurs d'oranger, 20 gr.; eau tiède, 300 gr. — Pour combattre la diarrhée des enfants : Blanc d'œuf battu, 1; eau de laitue tiède, 150 gr. Faites bouillir quatre têtes de laitue pendant une heure dans un demi-litre d'eau, jusqu'à la réduction des hernies étranglées. Sulfate de strychnine, 25 milligr.; eau tiède, 250 gr. — Contre l'hystérie et l'épilepsie : Valérianate d'ammoniaque, 20 centigr.; eau, 300 gr.

(*Médecine populaire.*)   Dr DEBRAY.

Lèpre. — *Traitement*: Saler, épicer, oignonner ses aliments; manger viandes crues ou très peu cuites, à tous les repas farine populaire 1 à 3 cuillerées à soupe chaque fois; se parfumer souvent en faisant brûler ensemble du soufre et du romarin, boire du bon vin ou eau vinaigrée, lotion fréquente au sulfate de fer, 15 gr. dans un litre d'eau; de temps en temps laver la surface à l'eau bienfaisante bien salée, eau vinaigrée, tant qu'on pourra la supporter; tantôt lotion, compresses d'eau saintonge, d'eau-de-vie, vinaigre, étendue d'eau, cataplasmes de son ou de pommade Auscitaine parfois pétrie avec herbe de St-Jean hachée ou couvrir la plaie avec graisse blanche mêlée d'huile, de fleurs, de soufre et de glycérine. François LESCURE.

Léthargie ou sommeil continuel. — *Traitement :* Faire respirer du vinaigre fort et boire de l'eau vinaigrée, manger de la soupe salée, peu de pain et de viande; brosser le corps avec une brosse trempée dans le vinaigre; lotions et compresses d'eau saintonge ou de vinaigre autour du cou, aux poignets, parfois prendre de l'assa fœtida, et boire de l'eau pure alcalisée d'eau saintonge; souvent manger des piments et ail au croque sel ou en salade; lavement de son ou autre bon pour cela; farine populaire avec la soupe 1 ou 2 cuillerées à soupe et en faire des pilules avec le sirop Auscitain ou avec l'eau saintonge, un peu d'huile bonne à manger et sucre, les faire grosses comme des noisettes et en prendre au moins trois par jour, suivant l'effet produit.

François LESCURE

Lèvres, gerçures, crevaces, ampoules dit *poutaires.* — *Traitement :* Couvrir les gerçures avec de la pommade Auscitaine, parfois de graisse blanche huilée, mêlée de glycérine; souvent mettre sur la crevasse de l'urine à la sortie du corps; pour les ampoules dit *poutaires,* quand elles viennent, les toucher souvent avec le doigt au chiffon trempé dans le vinaigre; quand elles sont crevées, les mouiller souvent avec de l'urine à la sortie du corps; pour se préserver des gerçures, *poutaires,* mal de dents et des yeux, souvent mouiller le bout du doigt dans de l'eau bienfaisante ou salée, et à défaut, dans l'urine et le passer sur les lèvres, les gencives, les yeux; ce remède est infaillible et sans danger; et rira qui voudra, je sais qu'on pourrait pleurer d'avoir tant ri, quand il s'agit de la santé et de bien faire on met la crainte, la honte sous les pieds. François LESCURE.

Luxation de la bouche. Elle reste ouverte à la suite d'un rire ou de tout autre motif. — *Secours d'urgence :* Mettre des disques dans la bouche entre les mâchoires, vers les grosses dents et engager le malade à serrer les mâchoires en même temps qu'on presse sur le menton; dès que l'on est rentré dans sa cavité en avant de l'oreille, appliquer des compresses d'eau blanche, alcoolisée ou sédative sur les tempes et maintenir les mâchoires serrées l'une contre l'autre à l'aide d'un bandage indiqué ci-dessus pour la fracture.

LUXATION de la clavicule. — *Secours d'urgence :* Coucher le blessé, le dos seul appuyant sur un oreiller de façon que les épaules ne soient pas soutenues; applications réfrigérantes sur le siège de la luxation, soutenir le bras avec une écharpe.

LUXATION de l'épaule. — Dans les luxations de l'épaule, applatissement du moignon de l'épaule, mouvement spontané impossible, diminuer le poids du bras en interposant au coussinet le membre et le thorax et appliquer une écharpe passant sous l'avant-bras pour se nouer autour du cou; lotions froides sur l'épaule.

LUXATION du coude. — Maintien forcé de l'avant-bras dans une position fixe; envelopper le coude, la moitié supérieure de l'avant-bras et la moitié inférieure du bras avec des compresses imbibées d'eau-de-vie camphrée, maintenir l'avant-bras sur des coussins durs dans la position la moins douloureuse possible.

LUXATION de la cuisse. — Coucher le blessé immédiatement sur le côté sain, que des compresses résolutives d'eau-de-vie camphrée, eau blanche ou sédative soient appliquées sur la région endolorie; le même secours d'urgence pour les luxations de la rotule, déboîtement du genoux et du pied, dans tous ces cas, le poids de couverture serait fatiguant pour le blessé, on doit les soutenir à une certaine distance du membre à l'aide de cerceaux, bâtons, agences à angle aigue, etc.; la réduction des luxations des membres ne peut logiquement être tentée que par un chirurgien.

(Médecine populaire.) Dr BERTHERAND.

Mal de mer. — *Traitement* : S'embarquer à jeun, puis prendre un petit verre d'eau-de-vie ou rhum, cognac, déjeuner en mer copieusement avec du bon vin ou eau vinaigrée; de temps en temps flairer de l'éther ou ammoniaque, eau saintonge, eau séda-live, prendre un petit verre de liqueur, fumer camphre ou tabac, se distraire en lisant, causant, chantant, composant, ne pas faire mauvais sang, être patient, résigné. Fr. LESCURE.

Autre traitement : L'hydrate de chloral à la dose de 30 à 50 centigr. que l'on prendra avant de s'embarquer, est le traitement plus efficace contre le mal de mer; les personnes qui en prennent échappent à ces cruelles souffrances qui rendent une traversée si pénible, leur appétit se conserve et elles occupent convenablement leur place à la table du bord où les vides sont si nombreux.

Autre traitement : Se coucher horizontalement sur le dos, la tête très peu élevée, boissons froides, glacées, acidulées, gazeuse.

(Médecine populaire.)

Maladies secrètes, vénériennes. — *Traitement* : Tisane de racine de patience coupée en morceaux on y ajoute un peu d'orties et grimoine, la tige et la feuille; tisane de graine de lin, de salsepareille, d'artichaut, la feuille et la tige; souvent avaler un peu de camphre, boire de l'eau de goudron, tisane de chiendent, d'orge, de cresson, parfois faite avec de l'urine, non malade; pendant un certain temps, boire de l'eau pure de fontaine, rivière ou ruisseau, et non de marais, la boire quelquefois ferrée et étamée.

Autre traitement : Faire des injections avec du vin pur bien sucré en y ajoutant de la poudre de camphre, boire aussi de ce vin de temps à autre; avec ce vin on traite les chancres de la bouche en se gargarisant et lavant la bouche; pour les chancres, les crêtes de coq et les végétations, les laver, y mettre des compresses, les supporter autant que possible avec de l'eau-de-vie, eau fortement vinaigrée, camphrée; à la saison, prendre des bains de rivière, ensuite couvrir les parties malades de pommade Auscitaine ou graisse blanche bien sucrée et camphrée; à tous les repas, prendre avec la soupe 1 à 3 cuillerées à soupe de farine populaire, manger des raisins autant que possible et des armottes de farine de maïs et d'avoine. Nourriture bonne, en quantité suffisante et épicée, salée, aillée, oignonnée. Le père doit dire à son fils, arrivé à l'âge où la nature réclame ses droits, ce que ce c'est que la vie, comment il faut en user, les maladies et les malheurs qu'elle occasionne si on en abuse. La mère doit tenir à peu près le même langage à sa fille, la surveiller de près, l'enseigner de bonne heure à combattre ses passions et la marier si besoin est. Pour l'humanité, je demande avec prière que des médecins, personnes compétentes de l'un et de l'autre sexe fassent séparément, pour l'un et l'autre sexe, des conférences, enseignent ce que c'est que la vie et où elle peut conduire si on en abuse, enseignent à se préserver des malheurs et à se guérir des maladies qu'il en survient. En agissant ainsi, on procurerait à la jeunesse, à la société et à l'humanité une santé franche, une vie douce, agréable, une génération belle saine, forte, une vieillesse longue, bonne, heureuse, préservée de la corruption.   F. L.

Maladies secrètes, conseils aux deux sexes. — La syphilis. Historique : Nous sommes en présence de la plus terrible peut-être des maladies qui afflige l'humanité, moins par les souffrances qu'elle occasionne que par le résultat qu'elle produit et l'influence désastreuse qu'elle a sur la santé générale, des milliers de jeunes gens infectés de cet horrible mal n'osent aller trouver le médecin de leur famille, une fausse honte les empêche de s'adresser à quelque honnête praticien de leur quartier, ils vont aux annonces qu'ils trouvent placardées un peu partout, sur les murailles, dans les water-closets, pêle-mêle avec des réclames de bandagistes et de marchands de préservatifs, la première chose qu'ils demandent c'est d'être vite guéris. Si le père ou la mère s'en apercevaient, malheureux jeunes gens, ils vous conduiraient à leur médecin qui vous guérirait au lieu de vous blanchir, selon l'odieuse expression en usage dans les ignobles officines où vous vous adressez. Nous les combattons à outrance ces officines, et vous nous écouterez, jeunes gens, car notre Journal ne fait pas payer de consultations, ne vend pas de remède, l'amour du lucre ne s'y peut glisser; nous serons simplement vos amis, ce qui est plus précieux; les amis de votre santé. Nous vous répétons sur tous les tons, à la moindre infection des organes génitaux, allez vous adresser au médecin de vos proches, à celui de votre famille et mettez toute fausse honte sous les pieds, que si cependant vous ne pouviez vous y décider ou si l'éloignement où vous vous trouvez ou certaines circonstances spéciales ne vous permettent pas de vous rendre à notre conseil, plutôt que de vous adresser aux charlatans, suivez nos formules, mais ne préparez pas vous-même, vous auriez comme matière première, tout ce que vous trouverez chez le droguiste, mais il est important de ne se point tromper dans le dosage; le secours d'un pharmacien consciencieux vous est nécessaire. Dr Th. DEBRAY.

Les formules, le traitement de la syphilis et des autres maladies se trouvent dans ce livre, et sont extraits en grande partie de la *Médecine populaire*. Je me fais un devoir de donner l'adresse de cet utile et estimable journal hebdomadaire illustré et d'engager mes bons lecteurs et mes aimables lectrices à s'y abonner, le prix en est très modique : On s'adresse à Paris, 12, rue Montmartre.

Lotion préservatrice des affections vénériennes : Perchlorure de fer liquide à 30 degrés, 100 gr.; eau, 1 litre. On prend cette préparation en injection et on s'en lotionne, elle détruit tout virus et empêche l'inoculation.

Autre préservatif: Goudron, 20 gr.; alun, 20 gr.; poudre de réglisse, en quantité suffisante. Avec le tout faire des pilules de 5 décigr. et en prendre de six à dix par jour dans la gonorrhée.

La personne atteinte de la blennorrhée ou blennorrhagie, évitera pendant la période aiguë toute fatigue, toute cause d'excitation, et s'abstiendra de liqueurs, de café, de bière; elle pourra prendre à chaque repas un demi-verre de vin mêlé avec de l'eau et boira souvent dans la journée de la tisane de bourgeons de sapins et un ou deux litres de la dissolution suivante : Bicarbonate de soude, 4 gr.; sucre en poudre, 50 gr.; essence de citron, 6 gouttes, Tous les jours, un bain d'eau tiède d'une heure.

Contre les érections survenant pendant la nuit, prendre chaque jour un quart de lavement, auquel on aura ajouté douze gouttes de laudanum de Sydenham, et faire usage de la préparation suivante : Camphre, 3 gr.; extrait de thébaïque, 10 centigr.; extrait de belladonne, 5; pour vingt pilules, on en prendra quatre tous les soirs avant de se coucher. On peut remplacer le lavement laudanisé par celui-ci : Camphre, 3 gr.; jaune d'œuf, 1; eau, 250 gr. La solution bromurée est aussi très efficace, en voici la composition : Bromure de potassium, 20 gr.; eau distillée 300 gr. En prendre trois cuillerées dans un demi-verre d'eau sucrée le soir en se couchant et se tenir propre de corps, ainsi que de linge.

Contre la sarcocèle ou orchite syphilitique: Iodure de potassium, 50 centigr. par jour; les huit jours suivants, 1 gr.; doubler ainsi la dose tous les huit jours jusqu'à 4 gr., c'est-à-dire durant quarante jours. Pendant cette période, le malade prendra chaque matin deux granules de protoiodure d'hydrargyre du Dr Burggraeve de 1 centigr. chacune, les suspendra pendant huit jours, pour les reprendre ensuite, et continuera ainsi pendant toute la durée du traitement. Alimentation très tonique et très fortifiante, vins généreux.

Injections dans la blennorrhagie chronique : 1° Eau distillée,

250 gr.; protoiodure de fer, 10 centigr. 2° Teinture d'iode, 10 gr.; eau, 70 gr. 3° Iode, 5 gr.; tanin, 45 gr.; eau, 500 gr.; 4° Iode de fer, 5 gr.; eau pure, 1,000 gr.; très souverain contre les fleurs blanches. 5° Vin aromatique, 50 gr.; eau distillée de rose, 100 gr. 6° Roses rouges de Provins, 60 gr., les faire infuser dans 1,000 gr. de vin bouillant; alcool, 50 gr. 7° Eau, 1,000 gr.; alun, de 10 à 50 gr., en augmentant chaque jour; très recommandé aux dames.

Le meilleur et le plus doux traitement pour un enfant de trois mois à deux ans qui est atteint de la syphilis constitutionnelle transmise héréditairement ou par vaccination, est celui-ci : Un bain sulfureux tous les matins jusqu'à disparition complète des accidents. Bain sulfuré : Trisulfure de potassium solide, 15 gr.; alcool à 90 degrés, 120 gr.; faire dissoudre dans un petit bain de son et ensuite avec un petit pinceau enduit de teinture d'iode, passer légèrement sur les plaques et les ulcères : Teinture d'iode, 10 gr.; alcool à 90 degrés, 120 gr. Comme traitement interne, on fera prendre à l'enfant tous les matins une granule de biodure d'hydragire du Dr Burggraeve pendant cinq jours, puis deux pendant dix jours, ensuite trois pendant quinze jours et enfin quatre pendant vingt-cinq jours, on s'arrêtera à cette dernière dose; on donnera en outre à l'enfant, deux fois par semaine, un quart de cuillerée à café de sedlitz Chantaud dans deux cuillerées de lait sucré. Quant à la femme qui serait atteinte de syphilis primitive ou secondaire, pour désinfecter le fœtus et mettre au monde un enfant sain elle devra suivre le traitement suivant : Une granule de protoiodure d'hydragire tous les matins, pendant vingt-cinq jours, une le matin et une le soir pendant vingt-cinq autres jours, les suspendre quinze jours et recommencer ensuite; lavage intestinal deux fois par semaine avec une cuillerée d'eau de sedlitz Chantaud, mêlée avec un peu d'eau sucrée et quelques gouttes de jus d'orange, et trois grands bains sulfureux par semaine; cette première partie du traitement terminée, la malade se reposera quinze jours et prendra pendant un mois, tous les matins, une cuillerée de la préparation suivante : Sirop de cresson de fontaine, 1,000 gr.; Iodure de potassium, 10 gr. Durant sa grossesse, elle devra prendre tous les soirs trois granules d'arséniate de fer et suivre un régime très fortifiant.

(*Médecine populaire.*)   Dr Th. DEBRAY.

Mal de tête, coup de soleil, nerfs à la tête, congestion cérébrale, migraine et fièvre. — *Traitement* : Si on est sujet à la migraine, on doit toujours tenir les cheveux courts et porter une coiffure qui tienne bien la tête et qui pompe la sueur, s'essuyer au besoin. Quand on en souffre, compresses d'eau fraîche sur la tête, sur le front, sur les épaules et derrière le cou, ces compresses devront être parfois alcalisées d'eau saintonge, de vinaigre ou d'urine; d'autres fois on trempera son front dans un vase rempli d'eau fraîche naturelle ou alcalisée comme il vient d'être dit. Si on a la fièvre, on fera le même traitement et on prendra de la

tisane de chiendent, de bourrache, de grimoine, de salsepareille,
de feuilles de saule, du café-tisane fait avec des marrons, parfois
alcalisé d'eau Saintonge; prendre souvent, le matin, deux pincées
d'assa fœtida, quatre ou cinq pincées de poudre de grenade, et un
peu de camphre, d'aloès ou d'huile de ricin; appliquer des cataplasmes de son sur le ventre, boire de l'eau fraîche pure ou très
peu vinée ou alcalisée d'eau saintonge. Si ces moyens ne suffisent
pas, appliquer de nouvelles compresses d'eau saintonge, de vinaigre pur ou étendu d'eau. Jusqu'à complète guérison, ne boire que
de l'eau de fontaine, de rivière ou de ruisseau, parfois ferrée ou
étamée et s'abstenir de liqueurs alcooliques; prendre souvent du
sirop auscitain pur ou étendu d'eau et trois fois par jour, avec de
la soupe, une cuillerée à potage de farine populaire; priser et
fumer du camphre et avec un peu de mousseline en former un bouchon pour chaque oreille, ou bien y injecter de l'huile camphrée,
de l'eau bienfaisante ou de l'urine au sortir du corps. Si le mal de
tête est causé par une chute ou un transport, on mettra quelques
sangsues derrière les oreilles, cinq ou six au plus, suivant le mal
et la force de la personne. Dans ce dernier cas, on devra consulter
un médecin. François LESCURE.

Marasme, affaiblissement. — *Traitement* : Faire
respirer de bons et forts odorants, faire prendre du sirop auscitain
pur ou mêlé avec de l'huile de térébenthine, des œufs frais, un
peu de camphre ou d'aloès, un petit verre de liqueur ou d'eau-
de-vie, du café et du thé bien sucrés, du bon vin, du cognac, de
l'eau vinaigrée ou de l'eau naturelle alcalisée d'eau de saintonge.
S'il y a colique, lavement émollient au son, avec huile de ricin ou
autre bonne à manger; cataplasmes de son sur le ventre, ainsi que
lotions et compresses d'eau-de-vie. François LESCURE.

Matrice, chute, descente de matrice. — *Traitement* : Se coucher sur le dos, la tête plus basse que les reins et les mains
enduites de graisse ou d'huile, faire des frottements, frictions,
onctions sur le ventre en tirant vers le creux de l'estomac pour
faire rentrer les organes à sa place, et avant cette opération et
après, s'il y a inflammation, laver et injecter avec de l'eau
fraîche, parfois un peu tiède, ou avec de l'eau bienfaisante, telle
que : eau de tilleul, eau de sureau mêlée d'huile; suivant la
cuisson et à défaut de cela, enduire d'urine pure, puis avec de la
forte toile ou peau de mouton, cuir mince, se tailler une ceinture
de la largeur du ventre, la faire arriver jusqu'au creux de l'estomac, mettre aux extrémités des boucles et tirans pour serrer et
desserrer à volonté et que l'on condamne derrière le dos, on met
des bretelles en haut et en bas pour l'empêcher de monter et de
descendre; avec la même étoffe, faire deux ou trois ceintures de la
même longueur et larges de 8 centimètres, on les applique par
dessus le premier suspensoir, une au ras des hanches, le plus bas
possible, et au besoin les autres à la suite, à peu de distance de la

première en les mettant vers l'estomac; à défaut de cela, on peut faire cette ceinture avec une simple corde; on peut remplacer cet appareil avec une ceinture fine et large d'un pan et demi environ et longue à faire plusieurs fois le tour du corps, on se l'applique à partir des hanches le plus bas possible et en la mettant jusqu'au creux de l'estomac en serrant un peu.   Fr. LESCURE.

Morve. — *Traitement* : Au moindre symptôme de l'invasion du mal, on se cautérise les éruptions tantôt avec de l'eau saintonge, eau-de-vie, vinaigre, sels, camphre, souvent se lotionner le corps avec de l'eau fortement vinaigrée et salée, même vinaigre pur fortement salé; de temps en temps respirer de l'eau saintonge, vinaigre, ammoniaque, fumer, priser camphre ou tabac, renifler de l'eau bienfaisante, salée, vinaigrée; frictions à la pommade auscitaine, parfois pétrie avec de l'herbe de St-Jean; manger les aliments salés, épicés, aillés, oignonnés raisonnablement; souvent prendre un petit verre de liqueur, eau-de-vie, cognac; avaler un peu de camphre et aloès; ceux qui pansent les chevaux atteints de cette maladie, avant et après le pansement, se laver les mains avec un mélange d'huile, d'eau-de-vie et vinaigre; à défaut de cela, urine pure.   Fr. LESCURE.

Muguet ou Mal blanc de l'enfant. — *Traitement* : Souvent, au moins toutes les heures, badigeonner la bouche avec un petit bâton armé d'un plumeau de linge ou charpie mêlée et un peu vinaigrée, dans du miel rosat ou suc de persil avec deux gouttes de vinaigre; cataplasmes émollients, avec 2 ou 3 gouttes de vinaigre sur le ventre; bains tièdes d'eau de son avec un peu d'huile ou urine.   François LESCURE.

Collutoire contre le Muguet : Eau distillée. 200 gr.; glycérine pure, 30 gr.; borax, 10 gr.; essence de menthe, 10 gouttes, teinture de pyrèthre, 4 gr.   (*Journal des connaissances médicales*)

Névrose. — *Traitement* : Envelopper constamment la région et le siège du mal tantôt avec des cataplasmes de son parfois pétris avec l'herbe de Saint-Jean et arrosés souvent avec vinaigre, eau-de-vie salée, urine pure, lotions, compresses de la même eau; si la névrose a attaqué un os de la mâchoire ou de la bouche, du palais, souvent se laver la bouche en prenant une gorgée de vinaigre salé, ainsi que eau-de-vie et urine au sortir du corps; souvent, tremper le doigt ou chiffon blanc propre dans l'eau-de-vie, vinaigre salé et camphré, le passer sur les gencives ou au palais, sur l'endroit malade; on peut aussi se gargariser avec de l'eau bienfaisante : eau de tilleul salée, et à défaut, avec urine au sortir du corps.   François LESCURE.

NÉVROSE, MALADIE NERVEUSE. — *Traitement* : Desserrer tous les liens du corps et surtout du tronc, donner de l'air pur, faire respirer du vinaigre, de l'éther, de l'eau saintonge, de l'ammoniaque ou autres odorats bons et forts; plonger les mains du malade dans l'eau chaude, si chaude qu'on pourra la supporter;

lotions et compresses d'eau froide sur le crâne, le front, autour du cou; sinapismes aux jambes; frictions d'eau-de-vie camphrée sur tous les membres; lavements salés alcalisés d'un peu de vinaigre. Contre les vomissements : Eau gazeuse, eau glacée; si les nerfs se portent à la tête, compresses et douches, avec une éponge, d'eau fraîche, derrière le cou et sur les épaules, mouches de Milan autour du cou; à la saison, prendre des bains de rivière; souvent compresses d'eau fraîche sur la tête, le front et la partie malade; sur les mêmes endroits, lotions, compresses d'eau saintonge ou de vinaigre pur ou étendu d'eau, d'eau-de-vie, d'eau salée, prendre garde aux yeux; souvent, par le haut et le bas, prendre un peu d'huile de ricin ou huile à manger; avaler un peu de camphre et aloès, quelquefois saler, épicer, ailler, oignonner ses aliments; à chaque repas, avec la soupe ou autrement, 1 à 3 cuillerées à soupe de farine populaire; s'abstenir de boissons alcooliques ou n'en prendre que très peu et à de longues intervalles; vin pur, très peu; pour boisson : eau rougie et mieux eau pure de fontaine, vivier ou ruisseau, souvent ferrée et étamée; la meilleure eau ferrée est celle où le forgeron trempe le fer rouge; souvent tisane, principalement de grimoine, de scabieuse, de peau d'oranges amères, de tilleul, de feuille d'aulne dit *hert*, parfois alcalisée d'eau saintonge ou de quelques gouttes de citron; en continuant ainsi, la guérison radicale arrivera en peu de temps.

François LESCURE.

Dose contre les névralgies : Sous-carbonate de fer, 2 gr.; miel, 2 gr.; mélangez et prenez cette dose trois fois par jour, au commencement des trois repas. Wuke et Trousseau ont obtenu les plus heureux résultats de la formule suivante : Sous-carbonate de fer, 1 gr. 50 centigr.; poudre de canelle, 50 gr.; miel, 50 gr.; mêlez et prenez cette dose trois fois par jour, comme ci-dessus, le tartrate ferricopotassique ne le cède en rien au sous-carbonate; par temps, prendre pour boisson : tartrate ferricopotassique, 6 gr.; bicarbonate de soude, 7 gr.; acide nitrique, 4 gr.; eau, un litre à boire en deux repas; les préparations ferrugineuses, qu'on le sache bien, n'agissent qu'à haute dose. Potion contre les vomissements nerveux : bicarbonate de potasse, 8 gr.; sulfate de morphine, 5 centigr.; eau distillée, 100 gr.; suc de limaçon, une cuillerée à soupe; boire la potion d'un seul coup. Autre traitement contre les névralgies rhumatismales : Poix de résine, 120 gr.; poix de Bourgogne, 10 gr.; cire jaune, 20 gr.; suif de mouton, 20 gr.; térébentine de Venise, 20 gr.; huile d'olive, 10 gr.; préparez au bain-marie comme ci-dessus, étendez sur de la toile et appliquez contre les névralgies rhumatismales.

(*Médecine populaire*.) Dr Th. DEBRAY.

Pommade contre les névralgies : Alcool d'aconite napel, 3 gr.; ammoniaque liquide, 3 gouttes; axonge benzinée, 12 gr.; mettre en frictions sur la partie douloureuse. (*Courrier médical*.)

NÉVRALGIE. — *Secours d'urgence* : Sur le point douloureux,

mouches de Milan, morceau de sinapisme rigolo et application d'éther, de chloroforme, frictions d'essence de térébenthine, d'huile camphrée; cataplasmes laudanisés, 6 à 8 gouttes en préparation avec décoction concentrée de tête de pavot; frictions sèches avec une flanelle; grands bains tièdes, bains de siège tièdes et contenant de la décoction de feuille d'oranger; si la névralgie occupe le bassin et les cuisses, bains entiers ou partiels de vapeur aromatique thym, romarin, humides ou secs, recouvrir le point douloureux d'une flanelle sur laquelle on promène à diverses reprises un fer à repasser bien chaud; prendre de la tisane antispasmodique et sudorifique, feuilles d'oranger, mélisse, bourrache, une cuillerée à soupe d'eau de fleur d'oranger dans un demi-verre d'eau sucrée.

(*Médecine populaire.*) Dr BERTHERAND.

Obésité (embonpoint extraordinaire). — *Traitement* : Pour combattre radicalement l'obésité, il faut suivre le régime suivant : Diminution de nourriture de moitié et augmentation de travail, se lever de table avec appétit, manger du pain rassis et souvent grillé, de l'ail et de l'oignon au croque-sel, des sardines et du jambon salés; préparer les aliments avec de l'ail, de l'oignon, du sel et des épices; se priver presque totalement de viande, de légumes secs, de pommes de terre, d'huile et de graisse; boire du bon vin, de l'eau vinaigrée ou de la piquette; supprimer, autant que possible, l'eau naturelle et les potages; manger souvent de la salade très vinaigrée; prendre de temps à autre un petit verre d'eau-de-vie ou de liqueur alcoolique; fumer du tabac et se coucher à 9 ou 10 heures du soir pour se lever à 3 ou 4 heures du matin; faire un travail intellectuel et manuel, mais principalement manuel, afin de faciliter la transpiration et cela quotidiennement. La personne qui suivra ce régime, pèserait-elle 300 kilos, au bout de trois mois elle n'en pèsera pas 80. Fr. LESCURE.

Voici le traitement que le Dr Th. Debray fit suivre à un de ses clients qui pesait 200 livres et qui était en bonne voie de les dépasser : « Le traitement commencé le 1er juillet, devait finir le 15 août au soir; le sujet pesait 200,350, je lui garantis en six semaines une perte de 40 livres, je copie mes prescriptions. Se lever à 4 heures du matin, prendre une tasse de thé sans sucre, avec 40 gr. de magnésie calcinée, on ne prendra la magnésie que tous les trois jours; faire une promenade rapide de 8 kilomètres, augmenter tous les jours de vitesse de façon à arriver au dixième jour à la faire au pas gymnastique; à 7 heures du matin, 40 gr. de jambon maigre, ou un œuf à la coque, ou 40 gr. de viande froide, 25 gr. de pain et une demi-bouteille de vin pur; de 8 à 10 heures, bêcher sans relâche dans un jardin ou faire deux heures de gymnastique dans une bonne école; à 10 heures, prendre une douche froide et se promener ensuite une heure rapidement; à 11 h. 1/2, déjeuner avec 150 gr. de viande de boucherie, 100 gr.

de pain, 125 gr. de légumes verts, 50 gr. de fromage et une bouteille de bon vin; de midi et demi à 5 heures, se promener rapidement; à 10 heures, se coucher. Mon client soutint énergiquement
ce régime jusqu'au 15 août, et le soir, à 10 heures, il se fit peser,
la balance n'accusait plus que 110¹120, il avait donc perdu 60¹180,
20 livres de plus que je ne lui avais prédit. Depuis ce jour, cela
est inévitable, il a regagné un peu, mais avec un régime sévère il
n'a plus dépassé 120 livres, ce qui pour un homme est un poids
des plus normaux; mais, je le répète, des tempéraments forts et
robustes peuvent seuls tenter avec efficacité de pareils tours de
force, et aux tempéraments plus délicats je conseillerai de modifier
cette hygiène de la façon suivante : Remplacer la course au pas
gymnastique par la promenade rapide et les promenades rapides
par des promenades modérées. Dans le cas de trop grande fatigue,
on diminuera les heures d'exercices. Le traitement par l'hydrothérapie est plus doux, mais il est aussi beaucoup plus long, et
malgré sa douceur il faut le suivre avec prudence; il consiste
simplement dans l'usage des sueurs forcées dans un hammam ou
bain d'étuves sèches, avec douches froides alternées; à un bain
turc d'une heure et demie tous les deux jours, avec sudoration et
douches froides alternées de trois mois en trois mois, à raison des
obésités les plus enracinées. Il est entendu que ce traitement doit
être associé au régime alimentaire que nous avons ordonné et ne
convient pas à tous les tempéraments, il doit être suspendu devant
une fatigue et une déperdition de force trop accusées. »

(*Médecine populaire.*)   Dr Th. DEBRAY.

Odeur puante de punaise — *Traitement* : Prendre
souvent du sirop auscitain et de l'eau bienfaisante, s'en laver la
bouche, s'en gargariser et en renifler; ces liquides seront parfois
alcalisés de vinaigre, d'eau-de-vie ou de cognac. Autant que possible, on devra manger beaucoup de raisins.   Fr. LESCURE.

Autre traitement : Carbonate de soude, 3 gr. 54; bicarbonate
de soude, 3 gr. 54; liqueur de la barraque, 1 gr. 80; glycérine,
90 gr.; eau simple, 240 gr.   Dr THORNTON.

Topique contre l'ozène : Iodure de potassium, 6 centigr.; teinture d'iode, 2 gr.; eau distillée, 140 gr. On introduit ce mélange
dans les fosses nasales, qui combat très bien la fétidité dont ces
cavités sont le siège.   (*Médecine populaire.*)

Œdème, enflure. — *Traitement* : Nourriture bonne, en
quantité suffisante, et salée, épicée, aillée, oignonnée; à chaque
repas, une à deux cuillerées à soupe de farine populaire; manger
des raisins, boire du bon vin ou de l'eau vinaigrée; par temps,
avaler un peu de camphre et un peu d'aloès et souvent du sirop
auscitain; s'administrer quelquefois des lavements émollients,
préparés avec du son, par exemple; appliquer sur l'enflure tantôt
des cataplasmes de son, tantôt des compresses de vinaigre, d'eau

vinaigrée ou d'eau-de-vie bien salée. S'abstenir des plaisirs vénériens. François LESCURE.

Onanisme, Masturbation. — *Traitement* : Chaque
soir, en se couchant, envelopper les organes génitaux avec de la
graisse blanche bien sucrée, saupoudrée de camphre et mêlée avec
de l'huile de lin. Les aliments doivent être salés, il faut y ajouter
parfois un peu de slyciate de soude; boire du vin ou de l'eau
vinaigrée, de la piquette aigre et de l'eau pure; de temps à autre
avaler un peu d'eau-de-vie camphrée, aloès, eau de goudron,
parfois mêlé avec tisane de grimoine alcolisée d'eau saintonge,
fumer camphre ou tabac, occupation d'esprit sans relâche, exercice un peu fatigant pour suer, saler ses aliments, manger du
jambon salé, éviter tout ce qui excite; jeunes gens, jeunes personnes, vieillards, tous, évitons, luttons contre l'onanisme, la
masturbation, ce vice sans nom, dégradant au dernier degré, occasionne, en très peu de temps à celui qui s'y livre et à ses descendants, toutes sortes de maladies souffrantes et morts des plus
atroces, malheureusement nous en avons que trop souvent des
preuves, que ce vice hideux fait éteindre les existences avant
l'heure. François LESCURE.

Contre pertes séminales et l'onanisme : bromure de potassium, 3 gr.; sucre, 16 gr.; réduire le tout en poudre, en faire
vingt-quatre paquets et en prendre un toutes les trois heures
jusqu'à cessation d'accident. (*Médecine populaire.*)

Oreille, mal d'oreille causé par un insecte. — *Traitement :*
Remplir le conduit auditif de l'oreille d'huile ou d'eau bienfaisante salée, à défaut de cela, urine; le locataire est incommodé
et privé d'air et meurt. ensuite on peut l'extraire sans danger
avec la tête d'une épingle comme un fragment de cérumen; si le
mal était causé par un coup d'air ou autre chose, mettre derrière
les oreilles une compresse d'eau-de-vie ou vinaigre, et dans
l'oreille eau-de-vie ou vinaigre salé, urine, un tampon de coton
imbibé de ces liquides ou de pommade auscitaine. F. L.

Autre traitement : Les vives douleurs d'oreille provoquées par
des coups d'air ou une inflammation très aiguë s'apaisent par
des injections fréquentes de décoctions de tête de pavot, d'huile
camphrée, l'application d'une mouche de Milan derrière l'oreille,
l'introduction dans le conduit auditif d'une boulette de ouate contenant un petit morceau de camphre ou bien trempée dans le laudanum, les bains de pieds chauds et sublimants: les tisanes sudorifiques, bourrache, fleurs de sureau, etc. Remède du Dr Ménière :
faire bouillir dans un demi-litre d'eau de guimauve deux têtes de
pavot, puis faire incliner la tête du malade du côté sain et lui
faire couler dans l'oreille une grande cuillerée de cette décoction,
dix minutes de ce bain suffisent; on peut toutefois les réitérer.
Traitement de l'Otorrhée sans lisions osseuses : Installation dans
l'oreille malade, cinq fois par jour environ, de quelques gouttes

tièdes d'un mélange composé ainsi qu'il suit : hydrate de chloral, 3 gr.; sulfate d'albumine, 8 gr.; eau distillée, 100 gr.; ce traitement local doit être accompagné d'un traitement général, constitutionnel, en vue du prévenir les récidives. *(Méd. popul.)*

Oreillon. — *Traitement* : Tantôt des compresses d'eau-de-vie, d'eau vinaigrée, d'eau salée, d'eau saintonge étendue d'eau, tantôt des couches de pommade auscitaine ou de graisse sucrée, parfois pétries avec de l'herbe de Saint-Jean; onctions à l'huile camphrée un peu salée, à l'eau bienfaisante tiède ou à l'urine au sortir du corps. François LESCURE.

Secours d'urgence : Faire des onctions d'huile chaude et d'huile camphrée et les recouvrir de plaques de ouate maintenues par une cravate nouée sur le crâne; faire transpirer à l'aide de tisane bien chaude de bourrache, de sureau, de fleurs de violettes; donner quelques demi-lavements émollients. *(Méd. popul..)*

Pâles-Couleurs. — *Traitement* : Manger des aliments salés, aillés, épicés et oignonnés raisonnablement; trois fois par jour, avec la soupe, une à deux cuillerées à potage de farine populaire; manger souvent de l'ail et de l'oignon au croque-sel; avoir une bonne nourriture, composée de pain, de viande, de légumes secs, de pommes de terre, de châtaignes, de bon vin, d'eau vinaigrée et, assez souvent, un petit verre d'eau-de-vie ou de liqueur alcoolique; la principale boisson consistera en eau naturelle de fontaine, de rivière ou de ruisseau, parfois ferrée et étamée. Pour combattre les nausées et les vomissements on prend de l'eau glacée, de l'eau gazeuse ou quelques gouttes d'éther sur un morceau de sucre, et on applique des sinapismes au creux de l'estomac. Contre l'accès de toux sèche et les phénomènes nerveux : Tisanes de valériane, de feuille d'oranger et d'éther; grands bains tièdes. Contre la constipation : Lavements d'eau salée. F. LESCURE.

Pléthore. (Maladie toute opposée à la précédente et caractérisée par une surabondance de sang dans le système circulatoire.) — *Secours d'urgence* : Limonade, boissons acidulées dites herbacées, repos intellectuel, lotions froides et d'eau sédative sur la tête, demi-lavements d'eau salée, bains de pieds, sinapismes de 100 gr. de farine de moutarde, mettre les mains dans l'eau chaude simple ou aiguisée de vinaigre, de cendres, etc. *(Méd. popul.)*

Paralysie. — *Traitement* : Si on est pris de la tête et de la bouche, faire prendre un verre d'eau fraîche fortement alcalisée d'eau saintonge ou d'eau sédative, mettre deux fortes pincées de sel dans la bouche, tantôt compresses et tantôt lotions d'eau saintonge, d'eau-de-vie et de vinaigre salés, de cognac ou de vin, parfois bouilli avec du romarin; cataplasmes de son ou de pommade auscitaine, quelquefois pétris avec du romarin haché; cataplasmes de riz bouilli avec de l'huile; arroser souvent la partie malade d'eau saintonge ou de vinaigre; de temps en temps prendre un

peu de camphre, d'aloès, d'huile de ricin, et soir et matin, un bol
de thé, ou de tisane de romarin, de salsepareille, de bourrache,
alcalisé souvent d'eau saintonge; prendre aussi du sirop ausciiain
et, avec la soupe, une à deux cuillerées de farine populaire; s'administrer de temps à autre des lavements émollients, de son ou de
mauve, de graine de lin bouillie ou de romarin, et se purger avec
l'huile de ricin; si on est sanguin, boire de l'eau pure, des tisanes
de grimoine et de porcelle dite pelle-porc, alcalisées parfois d'eau
saintonge; boire par temps un verre d'urine au sortir du corps.
Ceux qui ne sont pas trop sanguins peuvent boire du bon vin ou
de l'eau vinaigrée, en y ajoutant quelquefois une forte pincée de
bicarbonate de soude ou un peu d'eau de seltz; à la saison, prendre souvent des bains de rivière et des douches et s'envelopper
dans un drap imbibé d'eau froide.

Pour la paralysie et la crampe, brosser la partie malade, le
cœur et l'estomac avec une brosse préalablement trempée dans
l'eau-de-vie ou le vinaigre salés, dans l'eau salée, l'eau saintonge,
le rhum et l'eau sédative. Pour prévenir la paralysie, on doit faire
un travail de corps un peu fatigant, afin de transpirer.   F. L.

Contre la paralysie de la langue, on emploie le gargarisme de
Quarin : Hydrochlorate d'ammoniaque, 10 gr.; pyrètre, 5 gr.;
sauge, 5 gr. Faites macérer ce mélange dans 250 gr. d'eau, passez-
le et ajoutez-y 255 gr. d'esprit de cochléaria et 15 gr. de miel.

(Médecine populaire.)

Peau (Maladie de la). — *Traitement :* Si le mal vient
du sang, il faut le purifier pendant quelques jours avec des
tisanes de scabieuse, de verveine sauvage et de pied-d'âne, on mêle
ces trois sortes de tisanes et on y ajoute parfois un peu d'orties;
prendre souvent tisanes de racine de labardane dite luparasse et
de racine de patience, coupées parfois avec la feuille et la tige de
ces deux plantes et de la grimoine et d'autres fois avec l'eau de
saintonge. Ne pas boire de liqueurs fortes, ni de vin pur, ni rien
d'excitant; mais de l'eau rougie, de l'eau pure et de l'eau ferrée
ou étamée. L'eau pure, prise en boisson, est la santé du corps; il
n'y a que les vieillards, les personnes faibles et celles qui prennent beaucoup de fatigue qui devraient faire usage de liqueurs et
de vin; les personnes qui ont une bonne nourriture et qui ne boi-
vent que de l'eau, ont rarement besoin du médecin ou de l'apothicaire.

On traite les maladies de la peau occasionnées par des insectes,
tels que poux, puces, etc., en se lotionnant souvent, en appliquant des compresses d'eau saintonge, d'eau-de-vie et de vin,
salées et camphrées, et d'eau salée et d'urine au sortir du corps;
avec des frictions et des cataplasmes de pommade ausciiaine ou
d'huile, de graisse blanche sucrée et un peu salée, arrosée d'un
peu d'ammoniaque, d'eau-de-vie ou de vinaigre, et en appliquant
des cataplasmes de son et en fumant du camphre ou du tabac.

François LESCURE.

6

Contre les rougeurs de la peau on emploie : Alcoolat de mélisse, 25 gr.; de menthe, 25 gr.; de romarin, 25 gr.; de sauge, 25 gr.; de lavande, 50 gr.; vinaigre, 2 litres. On met une cuillerée à café de ce mélange dans un verre d'eau et on se lotionne; il est aussi très hygiénique pour la toilette secrète.

Bains aromatiques : Espèces aromatiques, 500 gr.; eau bouillante, 10 litres. Laissez infuser pendant une heure, passez et ajoutez au bain : il donne de la fermeté et de la fraîcheur à la peau.

(*Médecine populaire.*)

Pertes séminales. — *Traitement* : Bromure de potassium, 3 gr.; sucre, 16 gr. Réduire en poudre ces deux substances en faire vingt paquets et ensuite en prendre un toutes les trois heures jusqu'à cessation des pertes. Pendant le traitement, il faudra éviter les acides et suivre un régime végétal et lacté. Dans les pollutions résultant de mauvaises habitudes, c'est-à-dire d'onanisme, pour que ce traitement donne de bons résultats, il doit être accompagné de nombreuses ablutions d'eau froide sur les parties génitales et sur la colonne vertébrale, au moins une le matin et une autre le soir, et de quatre douches froides par semaine.

(*Médecine populaire.*)

Autre traitement : Mélangez de la poudre de camphre et de la cassonnade par égales parties et prenez-en souvent avec de l'eau naturelle, parfois alcalisée d'eau saintonge ou d'eau sédative, ou de quelques gouttes d'ammoniaque. François LESCURE.

Pieds (Sueur des), senteurs, excoriations, ampoules.— Faire bouillir avec de l'eau et un verre de vinaigre ou deux de vin une bonne poignée de romarin, d'oseille, de menthe, et après avoir mis deux ou trois pincées de sel gris dans ce liquide, y tremper les pieds soir et matin. Mettre souvent de la poudre de riz dans sa chaussure.

Pour les excoriations, laver les pieds à l'eau fraîche, les frictionner ensuite avec de l'eau-de-vie ou du camphre, et de suite après avec de la graisse, du beurre, du suif ou du lard ; on enveloppe ensuite la partie blessée avec un linge en fil, afin d'éviter le dur contact de la chaussure. Si la douleur continue, on doit enlever le morceau de cuir correspondant au mal. Dʳ BERTHERAND

Contre la transpiration fétide des pieds : Alun calciné, 5 gr.; acide salycilique, 2 gr. 50; talc de Venise, 15 gr.; amidon de blé, 50 gr. Mêler et faire une poudre impalpable et, après s'être au préalable lavé les pieds avec une éponge imbibée d'eau tiède, on les en saupoudre avec une houppe fine. (*Méd. popul.*)

Pityriasis ou desquamation farineuse de la peau, de l'épiderme, avec ou sans démangeaisons. — *Traitement* : Laver souvent la partie malade avec une éponge ou un mouchoir imbibé d'eau salée ou d'eau vinaigrée salée ; se faire tailler au préalable la barbe ou les cheveux le siège du mal est à la figure ou à la tête. François LESCURE.

Autre lotion : Sousbarat de soude, 10 gr.; alcool, 125 gr. Faire dissoudre et, deux fois par semaine, laver le cuir chevelu.

(*Médecine populaire.*)

Plaies. — *Traitement* : Appliquer sur la partie malade des cataplasmes de pommade auscitaine ou de son, parfois pétris avec de l'herbe de Saint-Jean et arrosés de temps en temps avec de l'eau salée, du vinaigre ou de l'eau vinaigrée; lotions et compresses d'eau de tilleul, d'huile de péricon, de chlorure de potasse et d'urine, prendre cette dernière de préférence au sortir du corps.

François LESCURE.

Autre traitement : Perchlorure de fer liquide à 30 degrés, 2 gr.; axonge ou graisse blanche benzinée, 30 gr.

Contre les plaies légères : Perchlorure de fer liquide à 30 degrés, 6 gr.; axonge benzinée, 30 gr.

Contre toute plaie rebelle, récente ou ancienne, de quelque nature qu'elle soit, on se sert de la poudre ferrugineuse qu'on prépare ainsi : Perchlorure de fer neutre. 10 gr.; sucre, 50 gr. Broyer ensemble ces deux substances, en faire une poudre homogène et en saupoudrer le siège du mal. On emploie aussi le collodion ferrugineux : Perchlorure de fer liquide à 30 degrés, 40 gr.; collodion élastique, 50 gr. Quand la suppuration a disparu, badigeonner la plaie avec mélange pour activer la guérison.

Autre lotion : Chlorure d'oxyde de sodium, 100 gr.; eau distillée, 300 gr. — Dr Th. DEBRAY. (*Médecine populaire.*)

Poitrine (Maladies de). — *Traitement* : Pour les fluxions de poitrine et les points de côtés on pratique généralement des saignées ou on pose des sangsues sur la douleur; on fait aussi des lotions et on on applique des compresses d'eau saintonge ou de vinaigre, d'eau sédative pure ou étendue d'eau, de rhum, d'eau-de-vie, de vin blanc, salées, sur le siège du mal, autour du cou, et entre les deux épaules, cataplasmes de son ou de pommade auscitaine, arrosés parfois avec de l'urine ou de l'eau salée et aussi pétris avec de l'herbe de Saint-Jean hachée, du péricon, de l'espic, des escargots. Les poitrinaires de naissance ou d'accident, doivent suivre le régime suivant qui, à coup sûr, les guérira : Saler, épicer, ailler, oignonner, huiler ou graisser les aliments; avoir une bonne nourriture, composée de pain, de viande de boucherie peu cuite, notamment des parties graisseuses de l'animal (de la poitrine, du ventre ou de la cuisse), de beaucoup de légumes farineux secs, de pommes de terre bouillies et en bronelle, de soupe, dans laquelle on aura mis une à trois cuillerées de farine populaire; de temps en temps, boire un verre de sang de bœuf, de veau ou de mouton au moment de la saignée de l'animal; manger très souvent de la viande de mouton, des œufs frais crus ou peu cuits, ainsi que des armottes de farine d'avoine; boire du bon vin ou de l'eau vinaigrée, quelquefois sucrés, mais l'eau pure de fontaine, de rivière ou de ruisseau est bien préférable, surtout si à l'endroit où on la puise il se trouve des aulnes dits *berts*, ou bien cueillir des feuilles de cet arbre et les mettre dans l'eau que l'on doit boire, avec de la ferraille et de l'étain; prendre souvent du sirop auscitain, de la salade de cresson, de limaçons ou d'escargots, quelquefois toutes les trois ensemble, bien sucrées et assaisonnées avec de l'urine, prise surtout au sortir du corps; boire de la tisane de racine de patience coupée avec de la grimoine, des roses d'églantier dits rosiers sauvages, d'autres fois faites comme il est dit plus haut et alcalisées d'eau saintonge, bien sucrées; boire aussi du sirop d'escargots et de limaçon, et manger souvent de ces mollusques gastéropodes très peu cuits ou crus; fumer du camphre, boire de l'eau de goudron et souvent de l'urine au sortir du corps; on devra porter de la flanelle sur la peau et se tenir chaudement couvert. Toutes les personnes qui ont suivi ce traitement ont été guéries de la phthisie pulmonaire et plusieurs qui, dès l'âge de dix-huit ans, au dire des plus grandes célébrités médicales de Paris, n'avaient plus à vivre que quelques mois, sont arrivées à près de cent ans.

Pour les points de côté, il faut appliquer sur la douleur un chiffon ou un bas sac de laine rempli d'avoine grillée et de sel très chaud ou bien y passer légèrement par dessus la chemise un morceau de fer plat ou un fer à repasser chauffé modérément, ou bien encore des cataplasmes de son ou de pommade auscitaine, des compresses salées d'eau-de-vie, de vinaigre, de rhum ou d'urine   François LESCURE.

Autre traitement : Goudron, 20 gr.; alun, 20 gr.; poudre de réglisse en quantité suffisante. Faire avec ce mélange des pilules de 3 décigrammes et en prendre de six à dix par jour. Pour combattre la phthisie, la bronchite et la gonorrhée: Goudron, 100 gr.; anis en poudre, 10 gr. Eau de goudron : Goudron, 100 gr.; eau distillée, 3 litres. Dans la phthisie, la bronchite, la chlorose, il faut boire du sirop de goudron, qui se fait ainsi : Goudron, 1,000 gr.; eau de rivière, 250 gr. Maintenir ces deux substances pendant vingt-quatre heures à une température de 60 degrés, filtrez ensuite et faites-y dissoudre à froid 500 gr. de sucre; en prendre aussi trois ou quatre cuillerées dans les affections catarrhales, et dans les maladies de vessie et de l'urèthre. D'après le Dr Dermond, qui est très expert dans la phthisie pulmonaire, il faut boire à jeun, chaque matin, un verre de sang de bœuf fraîchement tiré; si les vomissements ne surviennent pas, le malade en prendra deux verres; au bout de quelques jours, on devra suspendre toutes les autres médications, pour continuer celle-ci pendant un an au moins.   (*Médecine populaire.*)

Polype du nez ou excroissances de chairs dans le nez. — *Traitement*: Appliquer souvent sur le polype un tampon imbibé d'eau-de-vie ou de vinaigre salé; renifler de l'eau salée et de l'eau camphrée; appliquer des cataplasmes de son arrosés souvent avec de l'huile de péricon ou un des liquides ci-dessus nommés.—F. L.

Pylore, Squirrhe. — *Traitement* : Application constante de cataplasmes de son, souvent arrosés d'eau de saintonge, de vinaigre ou d'eau-de-vie, parfois camphrés; compresses avec les mêmes liquides. Saler, épicer, ailler et oignonner les aliments. Une à trois cuillerées à soupe de farine populaire à chaque repas.

François LESCURE.

Pustules malignes. — *Traitement* : Piler des feuilles de noyer et les appliquer sur la tumeur; renouveler toutes les quatre ou cinq heures ou bien cautériser immédiatement avec un fer rougi au feu, et aussitôt après mettre des compresses d'eau-de-vie camphrée ou tout simplement une couche épaisse de camphre en poudre. Boire du vin chaud et des tisanes sudorifiques.

François LESCURE.

Purgatifs. — Râper la seconde peau de la racine du sureau, mettre cette poudre dans un linge blanc, en faire une boule, que l'on trempera dans l'eau, ensuite on pressera pour en extraire le jus et on boira ce liquide, parfois ferré et étamé. — F. L.

Formule de la Médecine purgative du curé de Deuil qui a souvent produit de bons résultats là où les autres purgatifs n'avaient amené aucun effet : Racine de patience coupée, 15 gr.; racine de guimauve coupée, 15 gr., chiendent coupé, 15 gr.; réglisse coupée, 15 gr.; feuille de chicorée, 7 gr.; faites bouillir ces cinq substances pendant dix minutes dans trois bouteilles d'eau de rivière, ajoutez-y follicules de séné, 20 gr.; rhubarbe, 4 gr.; sulfate de soude, 4 gr.; laisser infuser le tout pendant deux heures et buvez cela dans la matinée en deux ou trois heures, selon l'effet produit.

Chocolat purgatif à la magnésie : Chocolat, 50 gr.; magnésie, 20 gr.; faites fondre le chocolat, ajoutez-y la magnésie et faites deux tablettes de 25 gr. chacune, chaque tablette contient 10 gr. de magnésie. Purgatif au sirop de pommes : Sève, 200 gr., fenouil, 10 gr.; girofle, 10 gr.; suc de pomme, 200 gr.; suc de bourrache, 1,500 gr.; suc de buglosse, 1,500 gr.; sucre, 2,000 gr. Purgatif très efficace à la dose de 100 gr. Voici l'opinion de M. Bouchardat, professeur à la Faculté de médecine de Paris, sur le purgatif Leroy; ce remède peut convenir, dans tous les cas où le médecin aura aperçu nettement l'indication des drastiques; mais d'ignorants empiriques en ont tant abusé, que de nombreuses victimes ont succombé par suite de son administration imprudente et ils discréditent cette formule, quelquefois utile. Formule du remède Leroy : Scammonée, 60 gr.; racine de turbith, 30 gr.; jalap, 250 gr.; faites digérer, pendant 24 heures au moins ces trois substances dans de l'alcool à 20, soit 6,000 gr., et ajoutez-y du sirop de sucre, 1,250 gr. *(Médec. popul.)*

Prurit, contre le prurit. — Hydrate choral, 8 gr.; eau distillée, 250 gr.; faites-le dissoudre. On se trouve bien de laver les parties affectées de prurit avec le mélange; on prendra des bains amidonnés, des boissons amères et on entretiendra la liberté du ventre à l'aide de laxatifs répétés. (*Médec. popul.*)

Rachitisme ou ramollissement des os. — *Traitement* : Saler, épicer, ailler, oignonner ses aliments; nourriture bonne et en quantité suffisante; pas trop de liqueurs; à chaque repas, 1 à 3 cuillerées à soupe de farine populaire sur les membres dont les os menacent de se ramollir; continuellement, lotions et compresses d'eau saintonge, eau vinaigrée, eau-de-vie salées, parfois mêlez avec l'eau de tilleul ou urine pure; frictions et cataplasmes de pommade Auscitaine ainsi que de son, parfois pétri avec péricon; hachez et arrosez souvent avec une liqueur nommée plus haut; serrer le membre malade avec une bande, pour le redressement des membres et de la taille qui commence à dévier pendant le jeune âge; mettre à l'enfant un appareil commode à porter qui ne blesse point. Nous recommandons notamment les appareils de Camille Raspail, docteur-médecin, rue Carnot, Paris.

François LESCURE.

Rage. — *Traitement* : Avec une corde, cravate, ficelle ou autre lien, serrer le membre au-dessus de la morsure pour empêcher le venin de monter et de se communiquer dans la circulation sanguine; faire saigner la plaie ou y appliquer dessus le derrière d'une volaille, ou une ventouse pour tirer le venin, laver la plaie avec eau fraîche, eau saintonge, ammoniaque, eau sédative, vinaigre, eau-de-vie, eau salée et camphrée, à défaut de cela, avec urine, ainsi que compresses avec une de ces liqueurs ou brûler la plaie avec un fer rouge, ou mettre sur la plaie de la poudre de chasse et mettez-y le feu; souvent mettre sur la plaie cataplasmes de son ou de pommade Auscitaine, parfois pétrie avec herbe de saint Jean ou péricon, haché et bien huilé; pendant quinze jours, tisane tantôt de guimauve, de racine d'églantier, dit rosier sauvage, d'orge, de tilleul, souvent alcalisée d'eau saintonge, d'eau sédative, pendant vingt jours de file ou chaque 2 ou 3 jours, notamment le matin; prendre, avec eau ou tisane, une cuillerée à soupe d'eau sédative, une cuillerée à café d'eau saintonge ou ammoniaque; tantôt prendre un peu de poudre de coquille d'œuf ou d'huître, on la fait en faisant calciner les coquilles sous la cendre ou ailleurs, ou bien prendre un peu de poudre de palmier ou d'hépatique terrestre mêlée avec un tiers de poire; pendant quinze jours, s'abstenir de liqueurs alcooliques et vin; boire l'eau rougie ou pure, si après ce traitement, par extraordinaire, si la rage se déclarait, on mettrait le malade dans un bain avec moitié eau saintonge ou vinaigre fort; si le malade est jeune, on lui fait une saignée, et cela pendant 1, 2, 3 et 4 fois dit le docteur Tissot, puis frictionner la plaie avec de l'huile et la recouvrir avec de la flanelle trempée dans l'huile; si ces moyens ne réussissaient pas, on commencerait à le faire enivrer avec de l'eau-de-vie ou autre liqueur, puis recommencer le traitement s'il est besoin; ne jamais désespérer; on a vu des enragés guérir radicalement.	Fr. LESCURE.

Autre traitement : Laver de suite la plaie avec de l'eau pure, urine, alcool, puis la cautériser avec quelques gouttes d'alcali volatil pur ou avec un objet de fer, charbons rougis au feu, on recouvre ensuite de charpie enduite de cérat ou de beurre maintenue avec un bandage; tisane odorifique, bourrache, fleur de sureau, 6 à 10 gouttes d'ammoniaque dans un verre d'eau. Le docteur Eulenbory préfère plonger la partie blessée pendant une heure dans l'eau maintenue à 60 ou 75 centigr. afin d'augmenter la sécrétion de la plaie; il convient également de comprimer par une ligature circulaire le membre au-dessus de la région mordue.

(*Médecine populaire,*)	Dr BERTHERAND.

Autre traitement : Faire saigner la plaie, la laver et la cautériser; il faut immédiatement, par des pressions suffisantes, faire saigner les morçures les plus profondes comme les plus légères et les laver à grande eau avec un jet-d'eau si cela est possible ou tout autre liquide, de l'urine même jusqu'au moment de la cautérisation, la cautérisation peut être forte avec des caustiques de Vienne, du beurre d'antimoine, du chlorure de zinc et surtout avec le fer rouge qui peut être le meilleur des caustiques; tout morceau de fer peut servir à pratiquer ces cautérisations qui devrait atteindre toutes les parties de la plaie toutes les fois que la situation de la morçure le permet; il faut appliquer le plus promptement possible avec le premier lien venu, un mouchoir ou tout autre ligature; mettre un lien un peu serré au-dessus de la plaie pour empêcher l'absorption du virus de la rage, presser la plaie pour faire sortir le sang et laver à grande eau, appliquer une ventouse avec un verre à boire placé à l'intérieur, un peu de ouate détoupe ou de papier léger imbibés de quelques gouttes d'un liquide alcoolique, mettez-y le feu et pendant la combustion renverser le verre sur la morçure en appliquant aussi exactement que possible sur les parties environnantes; la partie ainsi enfermée se gonflera et donnera issue à du sang ou à de la sérosité sanguinolente, aussitôt après, cautériser avec le fer rouge. (*Méd. pop.*)

Rate. — *Traitement* : Saler, épicer, ailler, oignonner les aliments; souvent prendre du sirop auscitain et au repas de 1 à 3 cuillerées à soupe de farine populaire; de temps à autre, tisane faite avec un peu d'absinthe de jardin, de sauge et la moitié d'un citron, en prendre un verre le matin et le soir, se résigner, se donner de la gaîté.	François LESCURE.

Reins, tour de reins ou *estirades*. — *Traitement* : Appliquer sur le mal de l'eau fraîche ensuite du vinaigre, eau-de-vie, eau salée, urine, puis avec la main faire des onctions, presser, frotter la partie malade et les alentours pour faire rentrer les nerfs à à leur place, puis, sur le mal, appliquer un emplâtre de poix de Bourgogne et l'y laisser jusqu'à ce qu'il s'en sorte de lui-même;

on fait cet emplâtre en faisant fondre ou venir bien molle la poix, on l'étend sur un morceau de cuir mince et on met sur la poix un peu d'essence ou de verveine sauvage hachée, ou bien appliquer sur la blessure une compresse d'eau saintonge ou de vinaigre, eau-de-vie, eau salée; cataplasmes de son, de farine de lin, de graine de lin bouillie; frictions, cataplasmes de pommade auscitaine, arrosés souvent avec un liquide nommé plus haut ou urine. François LESCURE.

Règles, contre la suppression des règles. — *Traitement :* Tisane principalement de grimoine, de sabonaire, avec un peu d'aloès, en avaler un peu de temps en temps, mettre un peu de safran dans la soupe ou les aliments, ainsi que farine populaire 1 à 3 cuillerées chaque fois; saler, épicer, ailler, oignonner ses aliments, cesser ce procédé si cela ne fait pas effet et du bien; pour boisson, eau rougie et mieux eau pure, parfois ferrée et étamée; ce traitement est bon contre les hémorrhagies de matrice. François LESCURE.

Rhumatismes. — *Traitement :* Constamment sur la douleur et la partie environnante tantôt lotions, compresses d'eau saintonge, de vinaigre, d'eau-de-vie, de rhum, de vin blanc, le tout salé et camphré, eau tilleul, urine; cataplasmes de son arrosés souvent avec une liqueur nommée plus haut; friction de pommade ausci-taine, ensuite appliquer sur la douleur, avec le poil touchant la peau, une peau de lièvre, de chat ou de lapin bien chaude et l'en sortir quand elle est trempe de sueur; parfois n'appliquer que la peau seule et chaude; de temps à autre, cataplasmes de pommade auscitaine, frictions, cataplasmes de farine de lin, de graine de lin bouillie, d'huile, d'essence de térébenthine, ou faire frire dans une casserole avec de l'huile un peu de rhue, s'en frictionner et en faire un cataplasme ou faire fondre du suif avec sel gris, l'étendre sur papier dit de crasse, l'appliquer bien chaud sur la douleur. Pour faire désenfler les jambes ou autre partie dans les rhumatismes, faire bouillir peau de chêne avec de l'eau et mieux avec du vin, vinaigre, ou mettre dans l'eau un peu d'acide tartrique, laver la partie malade avec cette eau, ainsi que compresses, faire bouillir dans un chaudron un bon peu de feuilles de sol, se parfumer avec cette eau chaude la partie malade, se tenir chaudement couvert, porter de la flanelle sur la peau et la partie malade, faire de l'exercice pour suer; saler épicer, ailler, oignonner ses aliments, farine populaire avec la soupe 1 ou 2 cuillerées chaque fois; parfois les rhumatismes guérissent en appliquant sur la douleur, mais non sur la jointure, un vésicatoire ou en parfumant la partie malade et les alentours avec sauge, lierre rampant les arbres, feuille de noyer, bois de genièvre; après le parfum, il faut éviter les refroidissements; frictionner la partie malade et les alentours avec de la pommade composée d'huile, de vers de terre, de graisse de mouton, de graine de vergue ramassée au commencement du mois de mars et tenir la partie aussi chaude que possible pendant le parfum; on ne fera pas usage de la pommade pour éviter que la partie ne soit pas atteinte de l'air pendant le frictionnement; de tout ces procédés qui viennent d'être cités, continuer celui qui fera le plus d'effet. **Fr. LESCURE.**

Autre traitement : Recouvrir la partie malade de cataplasmes émollients de graine de lin que l'on entourera de ouate et de flanelle, donner des boissons sudorifiques, fleurs de sureau, bourrache, violettes; tenir le ventre libre à l'aide de lavements d'eau tiède ou assaisonnée d'une cuillerée à soupe de sel commun, s'il y avait du délire, sinapismes aux jambes.

Autre traitement : Huile d'olive, 500 gr.; cire vierge, 250 gr.; acétate de plomb, 30 gr. camphre, 5 gr.; sel ammoniaque, 5 gr.; opérez le mélange au bain marie, étendus sur de la peau ou de la toile et appliquez-les sur les rhumatismes.

Traitement contre les névralgies rhumatismales : Poix de résine, 120 gr.; poix de Bourgogne, 40 gr.; cire jaune, 20 gr.; suif de mouton, 20 gr.; térébenthine de Venise, 20 gr.; huile d'olive, 10 gr.; préparez le tout au bain marie comme ci-dessus.

Traitement contre la goutte et les rhumatismes : Gomme gutte finement pulvérisée, 10 gr.; myrrhe, 10 gr.; canelle, 10 gr.; salicylate de soude, 10 gr.; essence de térébenthine, quantité suffisante pour consister ce fluide; trois frictions énergiques par jour; on recouvre ensuite les articulations malades avec de la ouate ou de la laine.

Traitement contre les douleurs persistantes : Chloroforme, 12 gr.; cyanure de potassium, 10 gr.; axonge fraîche, 60 gr.; cire vierge, 20 gr.; frictionner cette partie malade avec cette pommade.

Contre les rhumatismes : savon blanc, 16 gr.; alcool rectifié, 40 gr.; teinture d'arnica, 20 gr.; camphre pulvérisé, 4 gr.; faites fondre le tout et filtrez-le; imprégnez de ce mélange un morceau de flanelle avec laquelle on frictionnera les parties malades que l'on enveloppera ensuite de ouate sèche.

Potion contre le rhume : Chlorhydrate d'ammoniaque, 4 gr.; hydrolate de tilleul, 100 gr.; hydrolate de menthe, 40 gr.; sirop d'écorces d'oranges amères, 30 gr.; pour une potion à prendre dans la journée.

Traitement contre les rhumatismes aigus : Une ou deux granules de Chine du Dr Burggrave toutes les demi-heures et dans l'état chronique de 8 à 10 granules par jour.

Traitement contre le commencement de colique, 100 gr.; alcool à 90 degrés, 200 gr.; faites macérer le tout pendant huit jours, filtrez-le et ajoutez-y un litre de vin de malaga, en prendre 2 à 5 gr. par jour. *(Médecine populaire).*

Rhume de poitrine. — *Traitement :* Saler, épicer, ailler, oignonner les aliments, porter de la flanelle sur la peau, se tenir chaudement couvert; souvent lotions, compresses sur la poitrine, sur le siège du mal et entre les deux épaules, tantôt d'eau saintonge, de vinaigre, d'eau-de-vie, de rhum, de vin blanc, le tout salé et à défaut urine; aux mêmes endroits, cataplasmes de son, frictions et cataplasmes de pommade auscitaine, ainsi que de suif, parfois salés; souvent fumer camphre ou tabac; farine populaire avec la soupe et les aliments, ailler, oignonner au croque sel; tantôt tisane de bourrache, de fleurs de sauge, de fleurs, feuilles, tiges de ronces des champs, de verveine, de fleurs de brioles bleu, de fleurs de coquelicot et coquilles d'amande toujours chaude et sucrée; souvent sirop auscitain et urine au sortir du corps, vin chaud bien sucré, le matin à jeun une cuillerée d'huile d'olives ou autre bonne à manger, ou bien faire bouillir ensemble deux verres de bon vin, une poignée de lierre terrestre, une cuillerée de miel rosat et prendre cela bien chaud; le soir en se couchant, pour boisson, bière et mieux eau pure de fontaine, rivière ou ruisseau, mieux si cette eau est exposée au soleil et si sur le bord il y a des berts dits aulnes ou mettre de ces feuilles dans l'eau qui sert à boire; de tous ces remèdes, continuer celui qui fera le plus de bien, mais ce dernier guérit presque toujours.

François LESCURE.

Autre traitement : Goudron, 1 gr.; benjoin, 50 centigr.; poudre d'over, 1 gr. 50 centigr.; faites-en 20 pilules et prenez-en une avant chaque repas.

Sirop pectoral contre le rhume : Eau, 1,000 gr.; dattes, 200 gr.; jubes, 100 gr.; racine de réglisse, 50 gr.; racine de guimauve, 50 gr.; capillaire de canada, 30 gr.; têtes de pavots blancs, 30 gr.; faites cuire le tout pendant une heure à petit feu doux; passez, évaporez jusqu'à consistance de sirop. Infusion de violettes, 120 gr.; gomme arabique, 10 gr.; sirop de guimauve, 120 gr. Concassé, 2 gr.; faites-le infuser dans 200 gr. d'eau, ajoutez-y sirop de tolu; prendre ce remède par cuillerée toutes les demi-heures pendant les accès. (*Médecine populaire.*)

Rougeole, dit sarampic. — *Traitement :* Si la maladie est forte, on reste au lit chaudement couvert; pendant 40 jours, si dans la moitié de la durée la maladie n'est pas forte, nourriture aromatique; de temps à autre, avaler un peu de camphre avec eau pure, parfois alcalisée d'eau saintonge; tisane tantôt de bourrache, de chiendent, de lentille, de fleur de sureau, quelque fois alcalisée d'eau saintonge; boire souvent de l'eau salée, eau de goudron, le tout chaud et salé, urine au sortir du corps, sirop auscitain. François LESCURE.

Sarcocèle ou masses charnues dans les bourses et au scrotum. — *Traitement :* Souvent, pendant le jour, appliquer sur le mal tantôt cataplasmes de son, frictions et cataplasmes de pommade auscitaine, parfois bien salés, pétris avec herbe de saint Jean hachée ou entière; lotions, compresses d'eau saintonge pure; lotions, compresses de vinaigre, d'eau-de-vie, vin blanc, le tout salé; eau tilleul, urine; de temps à autre, avaler un peu de camphre avec tisane de chiendent, bains de siège à la saison ou dans une baignoire en y mettant de la grimoine et feuilles d'aulne dit bert, le tout haché; jusqu'à guérison, porter un suspensoir.   François LESCURE.

Sevrage. — On doit sevrer l'enfant que lorsqu'il est en état de se passer du lait de sa mère en digérant les aliments plus solides; tous ne peuvent donc pas être sevrés plutôt que ceux qui sont faibles et délicats; plus l'enfant est faible, plus on doit différer le sevrage; on ne peut guère le faire même pour les premiers avant qu'ils aient atteint l'âge de huit mois; chez les seconds, on doit continuer l'allaitement pendant un an; les cas où il faudrait prolonger l'allaitation au delà de ce terme sont très rares, s'il en existe; suivant M. Alph. Leroy, les enfants nourris plus longtemps au teton ont un gourme plus fort, sont plus exposés au nouage et aux scrofules; on ne sèvre l'enfant que par degrés pour y accoutumer petit à petit son estomac.   (*Médecine populaire*.)

Scorbut. — *Traitement* : Nourriture aromatique, se rincer la bouche tantôt avec eau-de-vie ou vinaigre mêlés d'eau, avec urine pure au sortir du corps, parfois, avant de se servir de ces liquides, y mêler du cresson haché, en macher entre les dents, s'en rincer la bouche, en manger souvent en salade ou pur, de temps à autre tenir du camphre dans la bouche, l'écraser entre les dents; priser ou fumer camphre ou tabac.   F. LESCURE.

Autre traitement : Goudron, 100 gr.; eau distillée, 3 litres, s'en laver, rincer la bouche et en boire. Sirop de goudron : Goudron, 1,000 gr.; eau de rivière, 25 gr.; maintenez le tout pendant 24 heures à une température de 60 degrés; filtrez et faites dissoudre à froid 500 gr. de sucre, en prendre 3 ou 4 cuillerées pendant le jour. Gargarisme antiscorbutique : Nourriture surtout végétale; beaucoup de cresson, des fruits aigres, de la salade, se gargariser la bouche avec la solution suivante : chlorure de potasse, 20 gr.; alum, 10 gr.; sirop mures 250 gr.; le chlorate et l'alum doivent être dissous dans un peu d'eau bouillante.   (*Méd. pop.*)

Sein, crevasses, engorgement du sein ou latteuse. — *Traitement* : Contre les crevasses du sein, tremper souvent le sein dans un verre ou assiette d'eau ou d'urine chaude, mêlez avec une cuillerée d'eau-de-vie ou d'eau saintonge et quelques gouttes d'huile, ensuite couvrir les crevasses ou gerçures avec la pommade auscitaine bien huilée; parfois mêlée, ramollie de glycérine; pour faire disparaître le lait, tisane de carottes, de canne de province ou racine de canaberge, boire de cette tisane à discrétion.

Autre traitement : Faire rôtir sur des charbons ardents 5 ou 7 bouchons de liège un peu crasseux de vin qui aient servi pour les bouteilles, puis les mettre dans un peu de vin rouge ou blanc, s'en frotter un peu, puis boire de ce vin à jeun; de ceci rira qui voudra, mais ces deux derniers remèdes ont guéri des femmes qui étaient abandonnées des médecins et dont leurs mamelles et le sein étaient horribles à voir; pardonnez-moi l'expression, dans un horrible charnier. Contre les glandes et l'engorgement du sein : Couvrir le haut du sein avec de la cire ou graisse blanche un peu dure, puis appliquer sur l'engorgement et la région environnante, mais non sur le haut du sein; tantôt compresses d'eau saintonge, d'eau, compresses d'eau-de-vie, de vinaigre, de rhum, de vin blanc, parfois salées; eau tilleul ou urine pure; cataplasmes de son, de pommade auscitaine parfois pétrie avec herbe de saint Jean; tisane de chiendent, de salsépareille, d'orge, parfois bien sucrée; on suspend ce traitement quand il fatigue et on le reprend ensuite. François LESCURE.

Traitement contre les gerçures du mamelon : Axonge, 50 gr.; baume du Pérou, liquide, 5 gr. opium, 1 décigr.; si la femme nourrit, elle emploiera cette pommade, mais sans opium. Traitement contre les gerçures du sein, des parties secrètes et les gerçures de la marche : Souhorate de soude, 10 gr.; onguent rosat, 40 gr.; mélangez au mortier et frictionnez-vous le soir les parties fatiguées. Si le sein se remplit ou se gonfle, on le vide en y appliquant une fiche médicale légèrement chauffée qui fait l'office de ventouse; si on ne peut pas réussir, si l'inflammation et l'engorgement sont considérables, s'il existe une fièvre vive des symptômes d'une pléthore générale, on doit faire une saignée générale du bras; dans tous les cas, les sangsues sont le moyen le plus efficace pour combattre l'inflammation locale et prévenir la suppuration dont les suites sont toujours si fâcheuses; on doit prendre des boissons adoucissantes et en tenir sur le sein; mettre un cataplasme émollient quand la douleur est dissipée; on rend les cataplasmes réclusifs en ajoutant quelques gouttes d'acetate de plomb, liquide, pendant tout le temps que dure l'inflamation des mamelles, la femme doit rester au lit et se coucher sur le dos.

(Médecine populaire.)

Soif. — *Traitement* : Boire de l'eau fraîche de fontaine, rivière ou ruisseau, parfois ferrée et alcalisée d'eau-de-vie ou vinaigre, ou bien mettre dans l'eau un citron coupé en morceaux.
François LESCURE.

Pastilles contre la soif : Oxalique pure en poudre, 4 gr.; sucre blanc, 250 gr.; eau distillée de restes de citron, 29 gr.; essence de citron, 8 gouttes; gomme adragante, 26 décigr.; faites des pastilles de 65 centigr. (*Journal des connaissances utiles.*)

Sueur. — Pour suer, transpirer, tisane de fleurs de sureau bien chaude ou bien faire griller à poêle ou au chaudron en fonte des feuilles d'aulne dit bert, en faire autant avec graine d'avoine, mélanger ces deux sortes, les faire chauffer et s'en parfumer; se parfumer avec romarin, espic, sobio, fleur de sureau, en faire un mélange ou bien mettre du sucre sur charbon ardent, porter le visage sur cette fumée en tenant la bouche ouverte; prendre de la tisane bien chaude, de bourrache, de sureau et de violettes.—F. L.

Sciatique (Douleur.) — *Traitement* : De temps à autre, compresses tantôt d'eau saintonge, d'eau-de-vie, de vinaigre, de vin blanc salées, d'urine pure; cataplasmes de son, souvent arrosés avec un liquide nommé plus haut; frictions et cataplasmes de pommade auscitaine, les appliquer bien chauds, avec une peau de lièvre, de lapin ou de chat.   Fr. LESCURE

Cataplasmes contre la sciatique : Farine de moutarde, 125 gr.; poivre blanc, 3 gr.; gingembre, 2 gr.; oxymel, 70 gr.   (*Méd. pop.*)

Stérilité, impuissance. — Si la femme est faible, fluette, la matrice serrée; souvent, avant l'acte, faire des injections avec un peu d'eau tiède dans laquelle on mettra du miel, blanc d'œuf et grimoine hachée avec un peu d'oignon; injection à l'eau de tilleul; nourriture bonne et forte; manger souvent; ailler, oignonner fortement les aliments et les épicer, mais pas trop de sel ni salyciate de soude; farine populaire à tous les repas avec les aliments ou en pillules faites parfois avec eau ou huile bonne à manger, ou sirop auscitain; souvent, manger ail et oignon crus avec pain, les aliments, en salade, pas trop vinaigré, ne pas user de sel ni salyciate de soude; s'abstenir de l'acte pendant quelque temps, s'abstenir de toute boisson alcolique; très peu de vin, surtout du blanc, ainsi que de vinaigre et autres acides, choses qui brûlent ou sèchent; pour boisson, eau rougie, et le mieux de l'eau pure de fontaine, rivière ou ruisseau et dans laquelle on mettra du fer rouillé, notamment des clous et quelques feuilles de d'aulne dit bert; graisser ou huiler les aliments; souvent, sirop auscitain bien mielé; tisane d'ail, d'oignon, de chiendent avec un peu d'aloès, pas trop de sucre; ne pas trop fumer ni camphre ni tabac; faire de l'exercice; si la femme et sanguine et chargée d'embonpoint, faire diète, fatiguer pour suer, faire bouillir la seconde peau de l'hormeau, un peu de romarin et tilleul, deux ou trois gouttes d'huile; avec ce liquide, faire des injections aux parties génitales; à part les injections, ce traitement doit être aussi suivi par le mari, ainsi que bains de siège; en suivant ce traitement, plusieurs désespérés ont guéri de cette maladie dont ils souffraient depuis plus de vingt ans.   François LESCURE.

Traitement contre l'impuissance : Douches fraîches, électrisation des reins et des parties, six granules dosimétriques par jour, de sulfate de trichine, autant d'acide phosphorique, deux par deux en six heures; faire usage de la tablette suivante : mastic en farine, 12 gr.; poudre de safran orientale, 8 gr.; de musc, 4 gr.; gingembre, 2 gr.; ambre gris, 2 décigr.; girofle, 4 gr.; sucre en poudre, 500 gr.; faites-en des tablettes de 2 gr. et prenez-en dix à douze par jour.

Autre traitement : Pillules proto, iodure de fer, iode, 40 gr.; limaille de fer pur, 20 gr.; eau distillée, 60 gr.; miel blanc, 50 gr.; on fait d'abord dissoudre le fer dans l'iode, dans un flacon de verre, à ce produit on ajoute l'eau et on la filtre, on ajoute alors poudre de reglisse et de guimauve pour obtenir une masse homogêne que l'on divise en mille pilules; ces pilules sont alors roulées dans la limaille de fer et enduites de mastic résineux; sirop d'iodure de fer, iode, 4 gr. 25 décigr.; limaille de fer, 2 gr.; eau distillée, 10 gr.; sirop de gomme, 785 gr.; sirop de fleur d'oranger, 200 gr.; mêlez l'iode à l'eau et le fer dans un petit ballon ou un flacon de verre, laissez la réaction s'opérer quand le liquide a atteint une couleur verte, filtrez-le et ajoutez-y le sirop de gomme et le sirop de fleur d'oranger, et conservez-le dans des flacons à l'abri de la lumière.

Autre traitement: Stérilité due à l'acide du mucus utérovaginal, voici à ce sujet les conclusions du Dr Charrier : 1° Dans quelques cas rares, chez une femme parfaitement bien portante, les sécrétions utérovaginales peuvent être acides ainsi que le démontre en rougissant le papier de tournesol trempé dans ce liquide; 2° cette acidité est un obstacle absolu à la fécondation, les spermatozoïdes étant frappés de mort même dans un milieu très légèrement acide; 3° pour remédier à cet état anormal des liquides utérovagineux, il faut avoir recours à un traitement alcalin, boissons alcalines tièdes; 4° cet état acide disparaissant et les liquides étant devenus neutres, l'obstacle est levé et la conception peut avoir lieu; 5° cette disparition de l'acidité, sous l'influence du traitement alcalisé, explique les succès que l'on obtient.

(*Médecine populaire.*)

Syncope, défaillance, perte de connaissance. — *Traitement*: Desserrer les vêtements, enlever tout liens du cou, de la poitrine, du ventre, des jambes, des épaules, entournures de membres, coucher le malade à l'air frais, horizontalement, la tête à peine élevée, ventilation énergique autour de la figure, faire respirer des sels, de l'éther, asperger la face de gouttes d'eau fraîche ou de vinaigre, frictionner les tempes et les narines avec du vinaigre, des alcools, de menthe, de mélisse, etc., introduire dans les narines une petite boule de papier brouillard imbibée d'alcali, mettre une compresse d'alcool camphré sur la région du cœur, débarrasser la bouche, l'arrière gorge, les narines du sang où des matières étrangères, réchauffer le corps avec des bouteilles d'eau chaude, des briques chauffées, des frictions de flanelle sèche; dès que le malade reprendra connaissance, on lui donner à boire de l'eau sucrée additionné de quelques spiritueux; s'il y a complication d'une lésion, contusion, plaie à la tête etc., attirer surtout le sang vers les extrémités à l'aide de pédiluves, sinapismes; si la syncope se prolonge et tire à une hémorrhagie qu'on ne puisse arrêter, essayez du remède populaire qui a souvent réussi surtout dans le saignement du nez, c'est de boire un demi verre de jus d'orties; 60 gr. suffisent.

Médecine populaire. Dr BERTHERAND.

Taches de rousseur. — *Traitement*: Se lotionner la peau tantôt avec eau-de-vie, vinaigre, eau saintonge, urine pure, ou étendue d'eau, ce dernier est très efficace, ou faites dissoudre 60 gr. de savon en poudre dans 200 gr. d'huile d'amandes en ajoutant 200 gr. d'eau de Cologne et induisez de cette composition la peau et l'intérieur d'une paire de gants, pour les mains, que l'on met au moment de se coucher. François LESCURE.

Lotions contre les taches de rousseur : Chlorate de soude, 2 gr. eau de fleur d'oranger, 20 gr.; eau de roses, 20 gr. Collodion contre les taches de rousseur, le hâle et le masque de grossesse, sulfophémate de zinc, 1 fr.; collodion, 45 gr.; essence de citron, 1 gr.; alcool pur, 1 gr.; sulfophémate réduit en poudre et ensuite se laver avec le mélange des liquides. Quand vous aurez pendant quinze jours, appliqué soir et matin sur le visage un linge imbibé de ce collodion, taches et hale auront disparu, et votre miroir vous dira que vous êtes plus belle que jamais. *Médecine populaire.*

Teigne. — *Traitement* : Tantôt lotions, compresses d'eau saintonge, d'eau-de-vie, vinaigre, vin sucrés salés, frictions à la pommade auscitaine, parfois pétrir avec un peu de suie en poudre fine. François LESCURE.

Pommade contre la teigne : Sulfate de zinc, 15 gr ; suie en poudre fine, 30 gr.; axonge, 75 gr.; deux fois par jour s'en frotter avec une boul' grosse comme une noix.

Autr ment : Carbonate de soude sec, 16 gr.; sulfate de zinc, 6 g , 4 gr.; fleur de soufre, 16 gr.; eau-de-vie, 10 gr.; axonge, 125 mêlez exactement enduire tous les soirs les parties malades d. e pommade et les laver le lendemain matin avec de l'eau de savon chaude. Autre pommade : Axonge, 25 gr.; glycérine, 5 gr.; carbonate de soude, 4 gr.; chaux vive pulvérisée, 2 gr.; charbon en poudre, 50 centigr.; s'en frictionner tous les jours après avoir fait tomber les croûtes à l'aide de cataplasmes d'amidon, et cela pendant 2 ou 3 mois. Autre traitement : Huile d'amandes, 30 gr.; huile de laurier, 30 gr.; cendres de feuilles d'aurone, 30 gr.; faites un liniment en mêlant avec soin, et lavez la tête du malade deux fois par jour.

(*Médecine populaire.*) Dr SYDENHAM.

Testicules, maladies orchites, glandes, aux testicules et engorgement de la même partie. — *Traitement* : Appliquer constamment des cataplasmes de son ou de pommade auscitaine, compresses d'eau saintonge, eau-de-vie, vinaigre, salés et camphrés; saler, épicer, ailler, oignonner ses aliments; avec ses aliments mettre 1 à 3 cuillerée à soupe de farine populaire, boire de l'eau de goudron, tisana de fleur de genest, seconde peau de racine de sureau, de carotte blanche, de pomme reinette, de chiendent, et le soir de bourrache. François LESCURE.

Traitement contre l'orchite blennorrhagique : Iodoforme, 4 gr.; vaseline, 40 gr.; mêlez ensemble et faire une pommade qu'on applique sur le mal : Guérison en huit jours. (*Méd. pop.*)

Torticolis, endolorissement. — *Traitement* : Appli-

quer sur le mal tantôt lotions, compresses d'eau saintonge, d'eau-
de-vie, vinaigre, salés, parfois camphrés; urine notamment à la
sortie du corps, frictions, cataplasmes de pommade auscitaine,
cataplasmes de son, parfois pétrie avec herbe de saint Jean
hachée. François LESCURE.

Autre traitement : Frictions d'huile camphré, mêlé d'alcali ou
d'essence de térébenthine, de pommade camphré, le tout recouvert de ouate ou de plaques de flanelle, des fumigations, de décoctions de têtes de pavot, faire transpirer, soutenir au lit la tête du
malade par des oreillers supplémentaires, promener sur la région
endolorie, et recouverte de flanelle, un fer à repasser suffisamment chauffé.

Médecine populaire. Dr BERTHERAND.

Tournis (tourner comme certains moutons ou volaille). —
Traitement : Souvent, tisane de grimoine, de garance, de porcelle
(dit pelleporc), de racine de patience et parfois la tige de la même
feuille, alcaliser d'eau saintonge, saler, épicer, ailler, oignonner,
huilier ou graisser souvent les aliments, farine populaire 3 fois
par jour, 1 a 3 cuillerée à soupe, s'abstenir de boissons alcooliques, peu de vin, surtout du blanc, ne boire que eau rouge, et le
mieux serait de l'eau pure; avant et après le tournis, lotions,
compresses d'eau fraîche, sur la figure et la tête, d'eau saintonge,
vinaigre, eau salée, eau-de-vie; agir de même sous le nez, derrière les oreilles, injections dans les narines d'eau bienfaisante,
mêlez d'huile, de térébenthine ou urine pure, de même avec eau
de tilleul. François LESCURE.

Toux. — *Traitement* : Macher de l'écorce de grenade, avaler
la salive et même la machure, saler, épicer, ailler, oignonner les
aliments, souvent prendre sirop auscitain et avaler un peu d'huile;
manger des noix, quelquefois boire l'urine à la sortie du corps,
porter flanelle sur la peau, suer un peu, souvent fumer, camphre
ou tabac, boire le matin à jeun de l'eau pure, parfois alcalisée d'eau
saintonge, ou de vinaigre. François LESCURE.

Potion contre la toux : Gomme arabique, 15 gr.; sirop de diacode, 30 gr.; eau de laurier-cerise, 10 gr.; eau de fleur d'oranger, 8 gr.; eau simple 100 gr.; cuillerée à bouche, d'heure en
heure. *Médecine populaire.*

Tranchées. — *Traitement* : Prendre un peu d'huile
d'amande douce ou sirop auscitain, sirop de capillaire ou de guimauve, ou de citron, faire prendre à la femme qui est attaquée
de coliques après l'accouchement, quelques gouttes de sang de
son placenta dans une potion, parfois un verre d'urine à la sortie
du corps, où un peu d'huile a manger. François LESCURE.

Trichine ou ladrerie. — *Traitement* : Saler, épicer,
ailler, oignonner ses aliments, boire du bon vin ou eau vinaigré,
prendre souvent un petit verre d'eau-de-vie, vinaigre et alcools
ou un verre d'eau alcalisée d'eau saintonge; parfois boire de l'urine

pure à la sortie du corps, de la tisane de graine de courge, ou racine de grenadier, et fougère mâle, parfois alcalisée comme il est dit plus haut, avaler un peu de camphre et aloès. **F. L.**

Tumeur. — *Traitement* : Sur le mal, pendant un moment, compresses d'eau saintonge ou de vinaigre, eau-de-vie, salé camphré, cataplasmes de pommade auscitaine parfois pétrie avec herbe de saint Jean hâchée et quelquefois avec grimoine; tisane tantôt de chiendent, de grimoine, de racine de patience coupé, et parfois feuille et tige de la même, de racine de laparace (dit labardane), trois fois le jour farine populaire avec les aliments, 1 à 3 cuillerées chaque fois, saler, épicer, oignonner ses aliments.

François LESCURE.

Timpanite ou ballonnement du ventre. — *Traitement* : Faire boire un peu d'huile de ricin, de térébenthine, huile à manger, de l'eau saintonge étendu d'eau, urine à la sortie du corps, des lavements au son et salés, prendre un peu d'aloès, lotions sur le ventre, la poitrine, l'estomac avec eau saintonge ou vinaigre, eau-de-vie.

François LESCURE.

Tubercules pulmonaires. — *Traitement* : De temps à autre, sur la poitrine, le siége du mal et les alentours, compresses d'eau saintonge, eau-de-vie, vinaigre, salé, camphré; tisane de bourrache, de chiendent, de tilleul, de grimoine, parfois bien sucré, un peu alcalisé d'eau saintonge, de vinaigre, eau-de-vie, un verre d'urine à la sortie du corps.

François LESCURE.

Autre traitement contre la tubercule pulmonaire: Acide tanique, de 4 à 8 centigr.; par jour, en trois fois, en le joignant aux boissons, à la rhubarbe, ou à la gentiane dans les pilules, pour les inhalations, il en faut 1 à 2 gr.; dans 100 gr.; de tanin, pendant des semaines.

Médecine populaire. Dr GUNZBURY.

Ulcères, abcès, blessures, etc. — *Traitement* : Sur l'ulcère, frictions, cataplasmes de son et de pommade auscitaine, pétrie avec herbe de saint Jean hâchée, et quelquefois les feuilles entières, badigeonner le mal avec un plumeau de charpie, imprégné de chlorure de soude. François LESCURE.

Autre traitement contre les chancres et ulcère : Acide chlorhydrique, 5 gr.; acide citrique, 5 gr.; perchlorure de fer à 30 degrés, 5 gr.; eau distillée, 35 gr.; en badigeonnant plusieurs fois par jour les plaies avec un pinceau imprégné de cette solution, on obtiendra une rapide guérison.

Autre pommade : Perchlorure de fer liquide à 30 degrés, 6 gr.; axonge benzinée, 30 gr. Contre toute plaie rebelle, récente ou ancienne de quelque nature quelle soit Solution contre les varices ulcérées : Chlorure de soude, 100 gr.; eau, 400 gr.; panser avec de la charpie trempée dans cette solution. Pommade contre les varices ulcérées : Cérat, 30 gr.; minium, 2 gr.; cinabre, 2 gr.; opérez le mélange et appliquez sur les parties malades. (*Méd. pop.*)

7

Unions consanguines, alliances. — Entre parents, ces alliances ne doivent se contracter qu'au quatrième ou mieux encore au cinquième degré, agir de même pour les autres cas de famille; les unions consanguines engendre ordinairement la stérilité, l'albinisme, la surdité, l'épilepsie, l'idiotie et même la folie; d'après certains docteurs et princes de la science, et d'après certains autres docteurs, pas autant que ces derniers le prétendent; en présence de ces assertions contradictoires, la plus sage conduite à suivre est celle qu'indique l'axiome philosophique de Zoroastre dans le doute abstiens-toi, mais trop souvent le choix des époux se règle sur la position ou la fortune, et il y a peu d'imitateurs de Thémistocle, qui préférait pour sa fille un homme sans argent, que de l'argent sans homme. *Médecine populaire.*

Urètre ou rétrécissement du canal. — *Traitement* : Saler, épicer, ailler, oignonner ses aliments, pas trop de vin ni alcools; pour boissons, eau pure, tisane de chiendent, de racine de patience, de fleur de genest, parfois bien miellée, un verre d'urine à la sortie du corps, souvent injections à l'eau bienfaisante mêlez avec huile camphre où à manger; injection à l'eau de tilleul, parfois mêlez d'huile bonne, farine populaire avec la soupe. François LESCURE.

Urinaires (Maladies des voies). — *Traitement* : Saler, épicer, ailler, oignonner ses aliments; pour boissons, eau pure de fontaine, rivière ou ruisseau, parfois ferrée et étamée; peu de vin surtout du blanc, s'abstenir de liqueurs alcooliques ou en prendre que rarement et peu, souvent avaler du camphre, ail et oignon avec du sel, injections à l'eau bienfaisante, à l'eau tilleul, mêlez avec eau de goudron et huile camphre, ou urine non malade, souvent tisane de queue de cerise, de parieterre, de barbe poil de maïs, de graine de péricon, quelquefois ces quatre ensemble.

Contre le pissement du sang : Tisane de chiendent, d'orties, de grimoine et souvent les quatre ensemble, alcalisé d'eau saintonge, avaler souvent du camphre, des cataplasmes de son ou de graine de lin bouilli sur les reins et le bas-ventre; lotions, compresses d'eau saintonge, de vinaigre, d'eau-de-vie, le tout salé et parfois camphré, trois fois par jour 1 cuillerée à soupe de farine populaire, macher l'écorce de grenade, prendre un peu d'assa fœtida, boire un peu d'huile, manger des noix et noisette.

Contre la rétention d'urine: Tisane de racine de patience coupée, de grimoine, de fleur de genest, la seconde peau de racine de sureau, de carotte blanche de pomme renette, persil, boire de l'eau de goudron et urine non malade à la sortie du corps.

Contre l'ardeur d'urine: Les jeunes filles et les femmes sont sujettes à de vives douleurs dans le bas-ventre, sur la nature, le siège et les variétés desquelles il est difficile, impossible même de s'arrêter; les seules indications de soulagement instantané se résument ainsi : Infusion aromatique, sauge, romarin, lavande, absinthe, safran, sinapismes aux jambes et à la partie interne des cuisses, demi-lavements avec huit ou dix gouttes de laudanum ou une cuillerée d'eau de fleur d'oranger; cataplasme de farine de lin très léger, arrosé de chloroforme ou d'eau sédative sur le bas-ventre, quelques gouttes d'éther dans un peu d'eau sucrée, repos horizontal, tisane émollientes, eau d'orge, lait coupé d'eau sudorifique, violette, bourrache, fleur de sureau, cataplasmes de farine de lin laudanisé, huit ou dix gouttes sur le bas ventre, grands bains tièdes et prolongés, demi-lavement d'amidon, contenant huit à dix gouttes de laudanum; si l'urine est presque exclusivement composée de sang, boissons froides, limonade, décoction de feuille de ronce, demi-lavement froid; lotions froides, glacées, vessie de glace pilée sur le ventre, repos horizontal. Rétention d'urine, secours d'urgence : Faire des compresses imbibées d'eau froide sur le haut des cuisses, demi-lavement d'eau froide, frictions de teinture alcoolique, eau-de-vie camphré, eau de cologne, teinture d'arnica, genièvre, eau de lavande, alcool de menthe sur le bas-ventre. Incontinence d'urine, secours d'urgence : Bains de siège froids, appliquer, près de l'anus des compresses imbibées de liqueurs froides, eau alcoolisée, décoction aromatique de menthe, romarin, verveine.

Médecine populaire.   Dr BERTHERAND.

Pilule de goudron : Goudron de Norwège, 10 gr.; anis en poudre, 10 gr ; magnésie, quantité suffisante pour former une masse pilulaire, on divise en 100 pilules, on en prend de 2 à 8 par jour dans la bronchite, la laryngite et les affections chroniques de la vessie, sirop de goudron, 100 gr.; eau de rivière 250 gr.; maintenez le tout pendant 24 heures à une température de 60 degrés, filtrez et faites dissoudre à froid, 500 gr. de sucre, trois à quatre cuillerées dans les affections catarrhales, bronchites et les maladies de la vessie et de l'urèthre.   *Médecine populaire.*

Urticaire. — *Traitement :* Sur les surfaces envahies, lotions, compresses d'eau saintonge, de vinaigre, eau vinaigrée, eau-de-vie, souvent boire un verre d'eau alcalisée d'eau saintonge, de 5 à 15 gr. d'eau-de-vie dans un demi verre d'eau, tisane de bourrache, de grimoine, de petite centaurée, saler, épicer, ses aliments, farine populaire 3 fois par jour, avec la soupe ou en pilules, une cuillerée à bouche chaque fois, boire un verre d'urine à la sortie du corps; en continuant ainsi, la guérison rapide est assuré.   François LESCURE.

Le Dr Herdy, pour la démangeaison, fait lotionner la peau avec de l'eau tiède, de fleur de sureau et saupoudré ensuite avec la poudre oxydezin pulvérisée, 4 gr.; camphré en poudre, 4 g.; fécule, 80 gr.

Le Dr Hoxlez, (*Union médicale*) donne aussi la formule suivante : Bicarbonate de soude, de 8 à 24 gr.; glycérine, de 8 à 30 gr.; eau, 475 gr.; faites dissoudre en mouillant la peau atteinte du rilic ire, soir et matin, avec l'une ou l'autre de ces solutions, et en la saupoudrant ensuite légèrement avec de l'amidon ou de la poudre de riz, hydrate de chloral, jaune pulvérisé, 4 gr.; camphre pulvérisé, cérat, 30 gr.; on mêle ensemble les trois premières substances, jusqu'à ce que le mélange soit liquide, puis on ajoute le cérat; onction matin est soir pour calmer le prurit.

Vaccination ou vaccin. — Toute bonne mère doit vacciner son nouveau-né dans les premiers mois de la naissance, pour prendre le vaccin, faire choix d'un enfant bien sain, sans infirmité, et issus de parents également sains. F. L.

Vapeurs, (principalement des femmes). — *Traitement*: Avec le bout des doigts prendre un peu de salive, et frottez en descendant, serrez un peu la veine du cou du malade, faire boire eau fraîche, parfois sucrée et alcalisée de vinaigre, de jus de citron, limonade jusqu'à guérison, ne boire que de l'eau pure et quelquefois ferrée et étamée, ou simplement eau rougie, vin pur très peu.

François LESCURE.

Varices. — *Traitement*: Saler, épicer, ailler, oignonner ses aliments, pour boissons, eau pure de fontaine, rivière au ruisseau, parfois ferrée, étamée ou simplement vin rougi, souvent le soir lotion, compresses sur la varice d'eau-de-vie, vin salé, pendant le jour couvrir les varices de pommade ausciltaine ou de graisse blanche, bien sucrée et salée, le tout maintenu avec un bason ou bourses et serrer passablement avec une bande.

François LESCURE.

Autre traitement contre les varices: Sulfate de fer, 10 gr.; axonge, 40 gr.; aloès pulvérisé en quantité suffisante; on applique sur les varices. Autre pommade: Cérat, 30 gr.; minium 2 gr. opérez le mélange et appliquez sur les varices ulcérées ou non. Solution contre les varices ulcérées: Chlorure de soude, 100 gr.; eau, 400 gr.; panser avec de la charpie trempé dans cette solution.

Médecine populaire.

Variole ou petite vérole. — *Traitement*: Préservatif et curatif en temps d'épidémie. Saler, épicer, ailler, oignonner fortement ses aliments, boire du bon vin ou eau vinaigrée, eau pure mais souvent alcalisé d'eau-de-vie, vinaigre ou autre alcools, et à défaut mettre une hachure d'ail ou d'oignon; le matin ne jamais sortir sans avoir déjeuné avec un aromatique, notamment ail, oignon en salade ou au sel, avoir bu un petit verre d'eau-de-vie, de vinaigre ou autres alcools, fumer camphre ou tabac, souvent pendant la journée prendre un peu d'eau-de-vie, eau vinaigré, bon vin ou autre alcools, sirop ausciltain, renforcé d'eau-de-vie, souvent jeter dans les appartements, chambre à coucher et dans tous les endroits de la maison, si on le peut, du vinaigre ou en brûler sur une pelle rouge au feu, parfois brûler du souffre autour des habitations, le soir allumer de grands feux, et si on le peut jeter dans la flamme du pétrole, bois de sapin, pin, genièvre et odorats fort bon, vert ou sec, se tenir propre, souvent se lotionner le corps avec eau saintonge, eau sédative, vinaigre, eau-de-vie, parfois camphrée. Je connais bon nombre de personnes qui avec ce traitement se sont préservé de la terrible épidémie de 1870, sans se faire vacciner, mais en temps d'épidémie, le vaccin est un excellent préservatif. Si on est atteint de la variole, se tenir dans la chambre, au lit, un peu chaud à l'abri de l'air, repos complet, ne pas trop donner de tisane chaude, infusion de bourrache, de violette n'est pas nuisible, mais l'eau de groseille tiède ou le lait coupé d'une eau gazeuse, calmera mieux la soif; saler, épicer, ailler, oignonner fortement ses aliments, boire du bon vin, eau fortement vinaigrée ou alcalisée d'eau saintonge, eau-de-vie.   F. L.

Autre traitement contre les douleurs des reins : Dans cette maladie, frictions d'huile de camomille camphrée ou d'huile additionnée de térébenthine, ou de chloroforme, nettoyez les yeux, les fosses nasales, le visage des mucosités qui les obstruent, en lavant ces parties avec de l'eau phénique tiède, l'agitation, le délire, réclament les applications de glace sur la tête, ainsi que des sinapismes aux membres inférieurs, chaque pustule de la face sera touchée en son centre avec un pinceau trempé dans l'acide carbonique; contre les pustules, on peut encore employer des lotions légères avec de l'huile carbonique. Teinture contre les pustules varioliques : Teinture d'iode, 30 gr.; iodure de potassium, 2 gr.; badigeonner la figure à trois reprises chaque jour, pendant trois jours, pour éviter les traces; mais seulement quand la période inflammatoire est passée.   *Médecine populaire.*

Autre médicament contre les pustules : Les couvrir avec de la pommade auscitaine un peu ramollie d'huile, et par dessus la pommade, mettre des bandes de papier ou du taffetas fin, mousseline, renouvelés au besoins; pour faire sortir les varioles ou pour les varioles rentrés, se parfumer avec du romarin, espic, saubio et fleur de sauge, dans cette maladie, se gargariser souvent avec eau-de-vie, eau bienfaisante, eau fortement vinaigrée, parfois salée ou alcalisée d'eau saintonge.   François LESCURE.

Verrues, mauvais boutons. — *Traitement* : Souvent mettre sur la verrue le lait jaune et brûlant de l'herbe de saint Jean ou le lait de figuier, on est plus vite guéri si on fait saigner un peu le bouton avec une épingle avant d'appliquer le médicament, souvent laver la verrue avec du vinaigre bien salé, la couvrir de pommade auscitaine, quelquefois avec herbe de saint Jean hâchée ou non, couvrir la verrue de bonne moutarde, ainsi que du jus d'horties; guérison assurée si on continue ce traitement.   F. L.

Vers intestinaux. — *Traitement.* — Pour les enfants au-dessus de quatre ans, chaque matin, à jeun et trois fois par jour, une cuillerée à bouche de sirop vermifuge, plusieurs fois par jour, principalement aux accès, prendre une cuillerée d'huile à manger ou de ricin, de térébenthine, de jus d'ail hâché, alcalisé

d'eau saintonge; sous la gorge, les narines, le creux de l'estomac
et le bas-ventre, frictions avec pommade auscitaine; sur l'estomac
et le bas-ventre, cataplasmes de la même pommade pétrie d'ail
haché, un peu de poudre de chasse, mandras, herbe de saint Jean;
saler, épicer, ailler, oignonner ses aliments, parfois les huiler ou
graisser plus que d'habitude. Pour les grandes personnes même
traitement, en augmentant la quantité des doses, boire du bon vin
ou eau vinaigrée, souvent un petit verre d'eau-de-vie ou de
liqueur alcoolique, fumer camphre ou tabac, tisanes de mandras,
de chardons, de mousse d'écorce, de chein, quelquefois alcalisé
d'eau saintonge. Pour le ténia ou ver solitaire : Faire macérer
45 gr.; de fleur de housso dans un demi litre d'eau et avaler d'un
trait, ou bien prendre 45 gr.; d'huile de ricin. Je connais une
jeune femme bien fluette, à qui le docteur avait ordonné 45 gr.
d'huile de ricin contre le ténia, pour une fois elle en prit d'un
seul coup à jeun, 80 gr.; et quelques moments après elle rendit le
ver avec sa tête et long de 14 mètres.   François LESCURE.

. Potion vermifuge : Collier extrait de fougère mâle, 2 gr.; teinture de quillaja, 2 gr.; sucre blanc, 20 gr.; broyez avec soin et
ajoutez peu à peu, en ajoutant sirop de réglisse, 20 gr.; eau distillée, 50 gr.; pour une potion à prendre par cuillerée à soupe
toutes les heures, en ayant soin d'agiter avant l'usage, huile de
ricin avant la potion. Pastilles vermifuge : Santonine, 2 gr.;
sucre, 75 gr.; gomme adragante, 1 gr.; pour faire 72 pastilles, on
en donne de une à quatre par jour, en augmentant graduellement.
Potion vermifuge, mousse d'écorce, 16 gr.; eau bouillante, 120 gr.;
sirop, 30 gr.; administrer par cuillerées. Infusion de mousse
d'écorce, 8 gr. dans un verre de lait, la même substance à doses
double bouillie dans un verre d'eau et la donner en lavement,
demi-lavement d'eau bouilli avec du lait ou bien d'eau sucrée, ou
une cuillerée d'huile camphré; friction de pommade camphrée sur
le ventre, recouvert de cataplasmes de farine de lin avec du lait.
Médecine populaire.   Dr BERTHERAND.

Traitement du ténia. — Huile de fougère mâle, 4 gr.;
sirop de tolu 1 gr. 50 centig., la moitié en une dose. Autre traitement : Extrait de fougère mâle, 4 gr. 50 centigr.; sirop de gingembre, 8 gr.; sucre, 8 gr.; mucilage de gomme. Autre traitement :
Graine de courge, 80 gr.; sucre, 8 gr.; étherée de fougère mâle,
8 gr.; décoction de racine de grenadier, 300 gr.; en 4 fois en un
quart d'heure d'intervalle. Autre traitement : Fougère mâle, 4 gr.;
sirop simple, 36 gr.; prendre en une fois et faire suivre dans les
deux heures de 30 gr. d'huile de ricin. Autre traitement : Oléo,
résine de fougère, 4 gr.; éther, 4 gr.; housso, 4 gr.; lamcela,
16 gr.; en prendre la moitié, et l'autre moitié une heure après.
Autre formule : Acide salicylique, 60 centigr., suivi d'une purgation. Autre traitement : Mucilage d'écorce d'orme lisse, et une
purgation chez les enfants et les personnes délicates, il est bon de

faire suivre le traitement de quelque préparations toniques! thérapeutique.

(*Gazette.*)   Dr MONIN.

Vin. — Le vin pur, l'eau-de-vie et autres alcools doivent être pris modérément et par les personnes qui fatiguent beaucoup, les malades, les faibles et les vieillards; pour les personnes en sa né, surtout sanguines, faisant peu d'exercice ne doivent en boire que très peu et à de longues intervalles; pour le vin, on peut passer la consigne en ribotte, mais pas bien souvent; pour être en bonne santé, manger du bon pain, nourriture passablement bonne et ordinairement salée, épicée, aillée, oignonnée agréablement; faire peu d'exercice; pour boisson, boire le vin avec de l'eau, eau vinai-grée ou simplement rougie, et mieux encore, si on le peut, pour toute boisson boire de l'eau pure de fontaine, rivière ou ruisseau; quand on est en sueur, notamment l'été, on mange un morceau de pain ou autre aliment avant de boire l'eau; ce régime est la santé du corps. Exemple : voyez ceux qui agissent ainsi et qui mettent beaucoup d'eau au vin comme ils sont forts et vigoureux; ils n'ont presque jamais besoin d'apothicaire ni de médecin. L'abus du vin, de l'eau-de-vie et d'autres alcools engendre chez l'individu et ses descendants toutes sortes de maladies, notam-ment l'abrutissement, la paresse, maladies de poitrine, d'estomac, d'entrailles, la pierre ou gravelle, la goutte, la paralysie, les rhu-matismes, congestions cérébrales, attaques de nerfs, folie, convul-sions, épilepsie, impuissance, stérilité. Si vous achetez du vin, achetez-le à vos amis, propriétaires ou commerçants, francs cons-ciencieux, honnêtes, qui le vendent pur ou qui ne le fabriquent pas avec du poison, car aujourd'hui, malheureusement, presque partout, on fabrique les substances alimentaires, notamment le vin, avec des drogues nuisibles à la santé; aussi nous voyons que trop souvent des constitutions herculéennes, des santés de fer et autres existences mallingres faisant pitié à voir, s'ébranler, dépérir à vue d'œil, s'éteindre avant une heure dans d'horribles souffrances. Vraiment, à la vue de ces choses, si Dieu, l'avenir, la science n'étaient pas à nous, il faudrait désespérer de la Société et de nos générations; mais toutes ces choses cesseront quand la loi de l'égalité et de l'humanité régnera partout, et elle peut régner en un clin d'œil, il suffit de la bonne et ferme volonté d'un bon gouvernement qui prenne à cœur la santé, la prospérité de ses concitoyens; ne vaudrait-il pas mieux agir ainsi, employer à la santé et à la prospérité du peuple les milliards qu'on emploie à faire la guerre, brûler, dévaster le pays, à faire égorger, pour un rien, les peuples contre les peuples; tout bon citoyen et citoyenne qui a un cœur, une conscience doit travailler pour la paix, la santé, la prospérité, l'accord, l'union, la conciliation, la fédération des peuples et des nations, c'est là le saint, le vrai devoir; honneur, gloire à qui la pratique; en avant l'humanité, tous suivons-là, défendons-là.   François LESCURE.

Vipère, morçure de la vipère, du serpent et du scorpion. — *Traitement* : Avec une corde, cravatte et ficelle, serrer le membre au-dessous de la morçure, faire saigner la plaie, la sucer si on n'a pas dégratignure aux lèvres ou bien pour sucer la plaie, le venin, appliquer sur la plaie le derrière d'une volaille, notamment de poule, dindon vivants, on applique sur la plaie de l'ammoniaque, eau saintonge pure, compresses d'eau-de-vie, de vinaigre, ou cautériser la blessure avec un fer rouge ou mettre sur la blessure de la poudre de chasse et y mettre le feu; avant de se cautériser, laver la blessure avec eau fraîche et mieux avec urine; lotionner la plaie et les alentours, même tout le corps avec eau-de-vie ou vinaigre salés; eau saintonge sur la blessure; cataplasmes de son ou de pommade auscitaine parfois pétrie avec herbe de saint Jean; faire boire de l'eau de sureau et de fleur d'oranger, de bourrache, d'eau chaude alcalisée d'eau saintonge ou 5 à 6 gouttes d'ammoniaque dans un verre d'eau; provoquer des sueurs, et à défaut de tout cela, en attendant d'être mieux, laver, lotionner, compresses sur la blessures et les alentours; boire de l'urine à la sortie du corps. François LESCURE.

Autre traitement : Pour neutraliser le venin dans la plaie, on cautérise avec un fer rouge, même blanc, de l'ammoniaque pure, l'acide azotique, nitrique ou chlorhydrique, esprit de sel, du nitrate d'argent; pour substance, eau, 50 gr.; iode métallique, 4 gr.; iodure de potassium, 4 gr.; introduire ce liquide dans la plaie avec un petit bouchon en verre allongé de forme conique qui bouche le flacon contenant ce caustique; à l'aide de ce bouchon, on peut faire pénétrer le liquide jusqu'au fond de la blessure; ce qui est toujours préférable, si le malade est abattu, pâle, les yeux gonflés, si une soif ardente le dévore on le couche dans un lit bien chaud, on lui fait boire un petit verre de Xérès, de Bordeaux ou de Madère pour le ranimer; ces vins peuvent être remplacés par du quinquina, du thé, du tilleul, de la bourrache; on fait ensuite préparer chez le pharmacien le plus proche le médicament suivant, connu sous le nom d'eau de sucre et qui donne toujours d'excellents résultats : Savon blanc, 5 centigr.; pomme de la Mecque, 5 centigr.; huile de riccin, 10 centigr.; alcool à 36 degrés, gr.; ammoniaque, 70 gr.; dix à vingt gouttes de ce liquide dans un verre d'eau sucrée ou de vin chaud, cela produit d'excellents effets. Le venin de la vipère n'agit qu'autant qu'il a été introduit dans le sang; puis à l'intérieur, quand on suce la plaie, il ne donne lieu à aucun désordre grave.
(*Médecine populaire.*) Dr ALBALÉTRIER.

Yeux, maladie des yeux, perte de la vue. — Si des corps étrangers s'introduisent dans les yeux, les en sortir avec un aimant ou le bout d'un mouchoir bien pointu et mouillé de salive ou laver les yeux avec de l'eau fraîche ou urine; pour toute maladie des yeux, douleur, vue épaisse, faiblesse de la vue et même perte de la vue, à la suite d'une maladie, avec un mouchoir de fil propre et doux, s'essuyer les yeux quand ils sont en sueur; plusieurs fois le jour, notamment avant de se coucher, se laver les yeux avec de l'eau bienfaisante et quelquefois urine, notamment à la sortie du corps; ce traitement a toujours soulagé et ensuite guéri ceux qui l'ont fait et même a rendu la vue à des personnes qui l'avaient perdue.   François LESCURE.

Quand un acide vinaigré a été introduit sous les paupières, il faut laver, inonder le globe oculaire ou faire des injections sous les paupières avec de l'eau fraîche, et contre la chaux, avec de l'eau sucrée; contre la paralysie musculaire de l'œil, huile d'amande douce, 100 gr.; naphte, 25 gr.; phosphore, 20 centigr.; frictions chaque soir sur le front.   (Méd. pop.)

Hygiène de la toilette. — Nous ne saurions trop recommander les soins constants de la bouche, de toutes les parties du corps et de la chevelure, chacun du reste en comprend l'intérêt; la santé générale est à ce prix; c'est le complément d'un régime hydrothérapique, bien entendu; en cette manière encore nous allons mettre nos lecteurs à même d'être leurs propres fournisseurs et de préparer eux-mêmes à très peu de frais et de première qualité tous les dentifrices, cosmétiques, pommades, eaux, essences, ainsi que les bâtons aromatiques, clous fumants et autres parfums d'appartement; on ne saurait trop se défier des préparations du commerce; l'esprit de concurrence y engendre des falsifications sans nombre, et comme toujours, aux dépens de la santé du consommateur; en préparant vous-même, sans tenir compte de l'économie énorme que vous réalisez, vous connaîtrez la nature des cosmétiques et des dentifrices que vous emploierez, par exemple, les dentifrices sont de deux sortes : les uns dont la crème de tartre est le principe essentiel par leur excès d'acide, réagissant sur les dents, enlèvent bien tous les corps étrangers, mais à la longue attaquent l'émail; d'autres, au contraire, ne renferment qu'un alcali libre, n'attaquent pas les dents, saturent l'acide qui peut exister et sont les meilleurs préservatifs contre la carie; préparez vous-même, il n'y a rien d'aussi simple que ces préparations; voici une recette de poudre dentifrice dont nous pouvons garantir l'innocuité et l'efficacité :

Poudre d'entifrice au quinquina : Poudre de quinquina, 10 gr.; tanin, 10 gr.; charbon de bois, 10 gr.; pulvérisez dans le mortier; quand ces substances sont réduites en poudre fine, ajoutez-y cinq gouttes d'essence de girofle et mettez-la en conserve dans une petite boîte en bois pour l'usage.

Teinture pour parfumer la bouche et donner du teint aux gencives. — Semence d'anis, 50 gr.; girofle, 5 gr.; canelle concassée, 5 gr.; huile volatile de menthe, 6 gr.; faites infuser pendant huit jours dans un litre d'alcool ou d'eau-de-vie et ajoutez après avoir filtré teinture d'ambre, 1 gr., quelques gouttes dans un verre d'eau pour se rincer la bouche, après les frictions à la brosse.

Recette pour donner du teint aux gencives. — Vinaigre de lavande, vinaigre très fort, 100 gr.; eau de rose, 50 gr.; alcool de lavande, 100 gr.; quelques gouttes dans un verre d'eau.

Parmi les préparatifs hygiéniques qui donnent de la fraîcheur à la peau, du teint aux chairs et de la jeunesse; pour le teint, nous ne saurions trop recommander la recette suivante, c'est celle qui est à peu près perdue, l'ancienne eau de cologne si célèbre au siècle dernier et qui n'a perdu sa réputation qu'à cause de ses nombreuses falsifications que sa réputation lui a attirée.

Eau de cologne. — Essence de bergamote, 10 gr.; d'orange, 10 gr.; de citron, 5 gr.; de cérat, 3 gr.; de romarin, 1 gr.; teinture d'ambre, 5 gr.; teinture de benjoin, 5 gr.; alcool à 90 degrés, 1 litre; achetez chacun de ces articles chez le droguiste ou chez le pharmacien, mêlez les alcools et servez-vous-en pour tous les usages de la toilette.

Vinaigre de toilette. — Acide acétique concentré, 200 gr.; camphre, 20 gr.; essence de lavande, 5 gr.; essence de romarin, 5 gr.; essence de girofle, 5 gr.; cochenille pulvérisé, 20 centigr. Pour les personnes dont l'haleine se ressent de digestions pénibles, voici le meilleur de tous les désinfectants et le plus facile à préparer : Chocolat hygiénique, charbon de bois en poudre, 50 gr.; sucre blanc, 50 gr.; bon chocolat, 150 gr.; faites fondre le chocolat au bain marie, incorporez-y le sucre et le charbon en poudre, mélangez bien, faites refroidir sur une table de marbre et découpez en petites tablettes d'un gramme, en prendre 5 ou   tr   ur contre la fétidité de l'haleine.

Eau hygiéniq   ) our la toilette des gens mariés. — Alun, 15 gr.; sulfate de protoxyde de fer, 1 gr.; sulfate de cuivre, 1 gr.; eau commune, 1 litre; alcool de lavande, 5 gr.; hygiénique réconfortant et préservatif après l'acte conjugal, un verre dans l'eau des ablutions. La plupart des préparations pour teindre les cheveux sont un danger réel pour la chevelure d'abord et la santé ensuite, en voici une dont nous pouvons garantir la parfaite innocuité.

Recette pour teindre les cheveux. — Litharge, 15 gr.; chaux éteinte, 3 gr., craie, 15 gr.; achetez ces trois substances en poudre impalpable ou réduisez-les au mortier, faites ensuite une bouillie avec de l'eau simple, enduisez de cette bouillie vos cheveux par mèches au moment de vous coucher, entourez-vous alors la tête d'un mandras et dix heures après, le lendemain matin, vous vous lavez la tête à l'eau de savon, vos cheveux ont repris leur couleur naturelle; nous répétons que cette formule est complètement inoffensive.

Recette de deux excellents coldcreams, l'un usité en France et l'autre en Amérique. Coldcream français : Huile d'amandes récentes, 215 gr.; cire blanche récente, 30 gr.; blanc de baleine récent, 60 gr.; essence de rose, 30 centigr. Coldcream américain : Huile d'amandes douces, 04 gr.; glycérine, 8 gr.; borate de soude, 1 gr.; dans ces deux recettes, tous les ingrédients doivent être mélangés au bain marie.

Pommade pour donner aux lèvres de la fraîcheur et du teint. — Huile d'amandes douces, 100 gr.; cire blanche, 50 gr.; huile volatile de roses, 50 centigr.; carmin, 50 centigr.; mélangez le tout au bain marie et mettez-le dans de petites boîtes en bois.

Gargarisme pour terminer la toilette de la bouche : Alcool rectifié, 100 gr.; essence de menthe, 1 gr.; essence de rose, 8 gouttes; cochenille, 5 décigr.; sel de tartre, 5 gr.; laisser macérer pendant 48 heures et filtrez : quelques gouttes dans un peu d'eau sont suffisantes pour l'emploi.

POUDRE DENTIFRICE : Charbon de bois et charbon en poudre, 20 gr.; quinquina gris en poudre, 10 gr.; essence de menthe, une goutte; faites-en un mélange.

Voici la meilleure pommade pour les cheveux : Moëlle de bœuf fondue au bain marie, 500 gr.; teinture de rathania, 20 gr.; teinture de benjoin, 30 gr.; huile d'amandes douces très récentes, 20 gr.; teinture de musc, 10 gouttes; mélangez le tout ou bain marie, retirez du feu et remuez doucement avec une spatule, ajoutez les 10 gouttes de musc lorsque le mélange commence de prendre consistance de pommade.

Poudre dentifrice : Tabac de Venise, 120 gr.; crême de tartre, 30 gr.; carmin, 30 centigr.; essence de menthe, 15 gr. Autre formule : Tartre acidulé de potasse, 150 gr.; alun calciné, 10 gr.; cochenille, 8 gr.; essence de citron, 20 gouttes.

Vinaigre arromatique contre les rougeurs de la peau : Alcool de mélisse, 25 gr.; de menthe, 25 gr.; de romarin, 25 gr.; de sauge, 25 gr.; de lavande, 50 gr.; vinaigre blanc, 2 litres, une cuillerée à café dans un verre d'eau; en lotions, très bon pour la toilette secrète.

Bain arromatique : Espèces arromatiques, 500 gr.; eau bouillante, 10 litres; laissez infuser pendant une heure; passez et ajoutez au bain, cela donne de la fermeté et de la fraîcheur à la peau.

Cosmétique pour les soins de la peau : Vinaigre excellent; alcool, 1,000 gr.; vinaigre acétique, cristallisable, 50 gr.; teinture de benjoin, 150 gr.; teinture de vanille, 50 gouttes; teinture de musc,

50 gr.; il n'y a qu'à mélanger ces sortes et à les mettre en flacon; ce n'est peut-être pas très bon marché, mais quelle douceur et quelle suavité de parfum.

COSMÉTIQUE ET PARFUMS : Poudre dentifrice, sucre de lait porphyrisé, 1,060 gr.; tanin pur, 45 gr.; laque carminée, 10 gr.; essence de menthe, 20 gr.; essence d'anis, 20 gouttes; essence de fleur d'oranger, 40 gouttes; broyez d'abord dans un mortier la laque et le tanin avec un peu de sucre de lait; ajoutez-y peu à peu le sucre de lait, tournez les essences et triturez jusqu'à ce que vous ayez une poudre bien homogène.

Odontine ou pâte dentifrice, pour les personnes qui ont les gencives délicates : Magnésie en poudre, 50 gr.; essence de menthe, 4 gr.; beurre de cacao en quantité suffisante pour faire une pâte, en prendre de la grosseur d'un petit poix tous les matins et la mettre sur un linge pour s'en frotter les dents et les gencives, après la toilette de la bouche.

Clous fumants pour appartement : Benjoin, 80 gr.; baume de tolu, 20 gr.; santal citrin, 20 gr.; charbon en poudre, 500 gr.; nitrate de potasse, 40 gr.; mélanger le tout avec un mucilage de gomme adragante.

Cosmétiques et parfums : Eau de violette iros de Fleurance en pommade, 4 gr.; alcool à 90 degrés, 1,000 gr.; faites macérer pendant huit jours, filtrez et ajoutez teinture de benjoin, 200 gr.; ceci compose une eau sans pareille, très douce à la peau et d'un parfum suave, en mettre une cuillerée à café dans un demi-verre d'eau.

Liqueur hygiénique pour la toilette secrète des dames : Alun en poudre, 15 gr.; sulfate de porotoxyde de fer, 4 gr.; sulfate de cuivre, 4 gr.; eau commune, 4 litre; eau de rose, 100 gr.; alcool de lavande, 40 gr.; agiter le liquide avant de s'en servir.

Poudre dentifrice : Corail porphyrisé, 450 gr.; tartre acidulé, de potasse, 300 gr.; os de sèche, 20 gr.; cochenille, 3 décigr.; essence de menthe, 45 gouttes.

Elixir aromatique pour les soins de la bouche : Teinture de vanille, 15 gr.; de pyrèthre, 125 gr.; alcool de menthe, 30 gr.; de romarin, 30 gr.; de roses, 60 gr.; teinture de benjoin, 50 gr.; en mettre quelques gouttes dans un verre d'eau.

Cosmétique et parfum : Eau de toilette sans pareille, fleurs de pêcher, 500 gr.; fenouil, 6 gr.; anis, 40 gr.; mettre le tout dans de l'alcool à 90 degrés, 2,000 gr. pendant 45 jours; ce laps de temps écoulé, filtrez et ajoutez un litre de cognac vieux, 500 gr. de sirop de miel et 4,500 gr. de sirop de sucre blanc, et mettez le tout dans des bouteilles; en prendre un petit verre après chaque repas.

Autre formule : Fleurs de pêcher, 500 gr.; alcool à 90 degrés,

1,000 gr.; faites macérer pendant quinze jours, filtrez et ajoutez teinture de benjoin, 150 gr.; essence de vanille, 10 gouttes, teinture de ratanhia, 5 gr.; laissez reposer et filtrez de nouveau.

Bains du printemps : Voici le mois des roses, il n'y a pas de bain plus hygiénique, plus conservateur de la peau à laquelle il donne de la fermeté, de la souplesse, de la jeunesse et du parfum, que celui au suc de pétales de ces charmantes fleurs; voici la recette de ce bain merveilleux auquel les Almées de l'Orient demandent tous les matins le secret de rester fraîches et belles : Pétales de roses rouges, 1 kilogr.; vin blanc, 4 litres; versez le vin blanc bouillant sur les feuilles de rose, laissez macérer toute la nuit; le lendemain, versez et répandez cette rouge liqueur dans votre bain sous la tiède influence de cet astringent délicat et parfumé; le sang se raffermit, le sang circule avec plus de facilité et la femme y trouve, suivant la parole du poète, des nuits de roses au visage et de la neige au sein. Nous ne cesserons de répéter que la mode a le plus grand tort d'abandonner les vinaigres de toilette, ce sont les meilleurs cosmétiques tonifiants et rafraîchissants de la peau; voici un vinaigre populaire que nous baptisons à toutes fins, car il peut servir pour les soins de la bouche, du corps et de la toilette discrète des dames; nous garantissons son efficacité; nous le composons spécialement à l'intention de nos lecteurs.

Vinaigre à toutes fins : Alcool à 90 degrés, 1,000 gr.; essence de bergamote, 10 gr.; essence de citron, 10 gr.; essence de menthe, 5 gr.; teinture de musc, 10 gr.; teinture de benjoin, 200 gr.; vinaigre acétique cristallisable, 100 gr.; ce vinaigre ne paraît point tout d'abord bon marché, mais il le devient en ce sens, que deux cuillerées à bouche de cette préparation dans un flacon de la contenance de 100 gr. que l'on remplit d'eau pure, vous donne un lait de toilette qui vaut les flacons ordinaires des parfumeurs; votre litre de vinaigre vous donne donc 10 flacons de toilette de 100 gr. chacun, et comme vous pourrez l'établir à 10 fr., chaque flacon ne vous coûtera qu'un franc.   Dr FAYE.

Eau de toilette aux fleurs de pêcher : Fleurs de pêcher, 1,000 gr.; alcool à 90 degrés, 2.000 gr.; faites macérer pendant huit jours, ajoutez-y un litre d'alcool, passez avec expression et filtrez, ajoutez teinture de benjoin, 500 gr.; musc, 1 gr.; essence de vanille, 5 gr.; comme parfum et délicatesse, cette eau n'a pas son égale, si vous voulez en faire un merveilleux lait de fleur de pêcher, ajoutez un litre d'eau de rose et 500 gr. d'eau distillée.
                                        Dr A. FAYE.

Lait virginal, (pour la toilette secrète des dames). — Teinture de benjoin, eau de rose, 500 gr., eau de mélilot, 449 gr.; perchlorure de fer, 1 gr.

MOYEN POUR ADOUCIR LA PEAU ET LUI ENLEVER TOUTE ODEUR. — Huile d'amandes amères, 10 gr.; huile d'amandes douces, 100 gr.;

baume de tolu, 2 gr.; benjoin, 2 gr.; essence de citron, 2 goûtes; essence de cayeput, 2 gr. Après un bain saussez-vous, ou mieux faites vous masser tout le corps avec cette préparation, et votre peau aura la fraîcheur, fermeté et parfum.   Dᵣ A. FAYE.

EAU DE TOILETTE CONTRE LES ROUGEURS DE LA PEAU. — Suc de coing, 500 gr.; alcool à 90 degrés, 200 gr.; filtrez et ajoutez teinture de benjoin, 250 gr.; teinture de fleur de pêcher, 250 gr.; musc, 1 gr.; essence de rose, 10 gouttes, perchlorure de fer, 19 gr.; excellent pour la toilette pendant l'été.   Dᵣ A. FAYE.

Voici la recette de l'eau qu'emploient les femmes en Orient pour les besoins de leurs toilettes : Eau harem, eau distillée de fleur d'oranger, 500 gr.; eau distillée de roses rouges, 500 gr.; suc clarifié et filtré de citron, 500 gr.; teinture de benjoin, 1,000 gr.; teinture de ratanhia, 100 gr.; teinture de racine d'iris, 100 gr.; teinture de musc, 100 gr.; alcool à 90 degrés, 10 litres; c'est une préparation surfine qui répond à tous les besoins de la toilette, il faut mêler toutes les quantités à l'alcool, les filtrer, ajouter la teinture de musc et mettre en flacon.

Les vinaigres pour la toilette secrètes des dames. — Vinaigre rosat, pétales desséchés de roses rouges, 100 gr.; vinaigre blanc, 1,200 gr.; faites macérer pendant huit jours, passez avec expression et filtrez, ajoutez 125 gr. de teinture de benjoin, et vous obtiendrez un lait rose d'un parfum délicieux et d'une action admirable sur la peau et la muqueuse, l'illustre Velpeau prescrivait ce vinaigre pour la toilette secrète à toutes les dames de sa clientèle, deux cuillerées pour un litre d'eau pour les injections utérines, excellent contre les granulations du col et les pertes blanches.

Sels volatils, dits sels anglais : Remplissez des petits flacons avec du carbonate d'ammoniaque très pur et remplissez les interstices avec la préparation suivante ammoniaque liquide concentrés, 125 gr.; essence de bergamote, 25 gouttes, de lavande, 25 gouttes, de roses, 10 gouttes, de girofle, 10 gouttes, de canelle, 10 gouttes, mêlez bien le tout; très bon contre les vertiges spontanés, les insolations.

Bouquet de toilette. — Alcool de miel, 70 gr.; eau de violette, 50 gr.; alcool de souche long, eau sans pareille, 120 gr.; alcool de jasmin, 40 gr.; alcool de girofle, 40 gr.; alcool de calamus aromaticus, 20 gr.; alcool de lavande, 10 gr.; alcool de néroli, 10 gr.; musc 20 centigr.; c'est avec raison que nous avons baptisé cette eau le bouquet, c'est, en effet, un véritable bouquet d'odeur, qui donne à la peau le plus suave parfum.

Médecine populaire.   Dᵣ A. FAYE.

Poudre dentifrice. — Tabac de Venise, 120 gr.; bicarbonate de soude, 30 gr.; caramin, 30 centigr.; essence de menthe, 15 gouttes.

Elixir dentifrice. — Eau-de-vie de Gaïac, 200 gr.; eau vulnéraire spiritueuse, 200 gr.; huile essentielle de rose, 4 gouttes; d'œillet, 4 gouttes; de menthe, 4 gouttes; teinture de quinquina, 100 gr.; 4 à 5 gouttes dans un demi verre d'eau pour se rincer la bouche après la toilette.

Lait acétique. — Ce cosmétique très fin, très agréable, donne du teint à la peau, enlève toutes les rougeurs, dartres légers, supprime les odeurs de la transpiration et conserve à la peau, une agréable fraîcheur. Alcool à 90 degrés, 100 gr.; acide acétique cristallisable, 200 gr.; essence de bergamotte, 20 gr.; essence de lavande, 5 gr.; essence de vanille, 5 gr.; musc, 50 cent.; eau de rose, 200 gr.; en lotions sur tout le corps, excellent pour la toilette secrète; une cuillerée de lait acétique pour 4 cuillerées d'eau.

Bain hygiénique. Par les temps de chaleur, rien ne vaut le suivant: Faites bouillir pendant deux heures, pétales de roses rouges de provins, 1,000 gr.; eau ordinaire, 2.000 gr.; passez avec expression, ajoutez alcool, 50 gr.; essence de lavande, 20 gouttes, essence de benjoin, 10 gr.; prenez d'abord un bain d'eau tiède, puis faites-vous masser avec frictions, en employant la préparation ci-dessus.

Vinaire suprême ou lait d'amandes amères: Prenez demi kilog. d'amandes amères, mettez-les dans l'eau bouillante pour en enlever les pellicules, ceci fait, réduisez-les en pâte dans un mortier, versez sur cette pâte en délayant seulement de l'eau bouillante, jusqu'à concurrence de deux litres, filtrez, vous devez avoir environ du lait d'amandes, 2,000 gr.; ajoutez alcool à 90 degrés. 2,000 gr.; vinaigre acétique cristalisable, 60 gr.; teinture de benjoin, 500 gr.; filtrez de nouveau, ajoutez essence de rouille, 50 gouttes, et réservez en flacon. Ce cosmétique est bon pour tous les usages de la toilette, une cuillerée à bouche dans un demi litre d'eau pure constitue la meilleure des injections vaginales, elle rafraîchit en donnant du ton aux organes.

Cosmétique sans pareil, véritable secret, celui de la jeunesse et de la beauté: Miel chamounix, 500 gr.; teinture de rose, 500 gr.; teinture d'œillet, 500 gr.; élixir de la grande chartreuse, 2 flacons, revêtus d'armatures de bois, alcool à 90 degrés, 2,000 gr.; vinaigre acétique cristallisable, 30 gr.; teinture de benjoin, 500 gr.; mêlez le tout et filtrez, réservez en flacons pour l'usage, il n'existe pas de préparation qui puisse rivaliser cette recette pour tous les soins hygiéniques de la toilette.

Essence merveilleuse: Ambre gris, 20 gr.; musc, 10 gr.; civette, 5 gr.; essence de canelle, 2 gr.; essence de rose, 40 gouttes, essence de bois de roses, 40 gouttes, essence de néroli, 40 gouttes, sel de tartre, 5 gr.; alcool à 90 degrés, 500 gr.; laissez macérer dans une bouteille fermée pendant trente jours, et ensuite filtrez, réservez en flacon.

ESSENCE de menthe pure, 20 gr.; teinture de piment de Cayenne, 60 gr.; alcool à 90 degrés, 500 gr.; quelques gouttes dans un verre d'eau pour les soins de la bouche, ou bien un verre d'eau sucrée, contre le bâillement, vapeurs, tiraillements d'estomac.

Mixture riche pour les soins de la bouche : Teinture d'anis, 100 gr.; de girofle, 20 gr.; de cannelle, 20 gr.; essence de menthe, 4 gr.; essence de rose, 10 gouttes, teinture de vanille, 15 gr.; mêlez toutes les tentures et ajoutez les essences de menthe et de rose. Trésor de la bouche.

Alcoolature de lavande, 250 gr.; alcoolature de menthe, 250 gr.; de citron, 250 gr.; eau de rose, 100 gr.; vinaigre acétique, 10 gr.; alcool à 90 degrés, 300 gr.; une cuillerée à café dans un verre d'eau pour la toilette de la bouche.

Eau de Mme de Larrillière. — Coclhéaria frais et mandé, 250 gr.; cannelle concassée, 60 gr.; écorce récente de citron, 50 gr.; roses rouges sèches, 30 gr.; girofle, 20 gr. Faites macérer le tout pendant cinq à six jours dans alcool à 22 degrés, 1,500 gr., et distillez au bain-marie jusqu'à siccité; employée contre les maladies des gencives étendue de quatre fois son poids d'eau pour gargarisme.

Argenture de cuivre. — Il est souvent difficile, surtout à la campagne, de faire réargenter des couverts de compositions à la base de cuivre; il faut attendre une occasion, et, en attendant, on continue à se servir de couverts qui peuvent être des plus nuisibles à la santé. Voici une recette pour remédier à cet état. Argenture pour les couverts de composition à base de cuivre : azotate d'argent cristallisé, 6 gr.; cyanure de potassium, 15 gr.; phosphate de chaux, 24 gr.; faites une poudre homogène et employez-la à la manière du tripoli, c'est-à-dire en imbibant d'eau un petit chiffon et en frottant les couverts après avoir imprégné le chiffon mouillé de cette poudre; le cyanure de potassium est dangereux à manier pour qui n'en a pas l'habitude. Il sera plus prudent de se faire composer cette poudre par un pharmacien ou même par un photographe, si l'on en compte parmi ses amis, car cet artiste est habitué à manier ces matières.

Encre à marquer le linge. — Nitrate d'argent, 13 décigr.; gomme, 8 gr.; eau, 40 gr.; faites une dissolution avec un peu de gomme en poudre et du carbonate de soude, imbibez la partie du linge que vous voulez marquer, faites sécher, puis marquez avec la composition.

Appât pour les carpes. — Les pêcheurs à la ligne nous remercieront du service que nous allons leur rendre : Voici un appât auquel aucune carpe ne résiste. Faites une mixture des ingrédients suivants : Huile essentielle d'anis, 4 gr.; de citron, 2 gr.; de bergamotte, 2 gr.; huile d'amandes douces, 30 gr.; anis pulvérisé, 30 gr.; alcool à 33 degrés, 500 gr.; laissez macérer

quatre ou cinq jours, et ajoutez mil blanc, 60 gr.; mame, 60 gr.
Manière de s'en servir : Pour se servir de cet appât, on prend de
la farine de froment non tamisée, que l'on délaye dans de l'eau
chaude pour en former une pâte assez consistante, on la fait bouillir dans l'eau pendant une demi-heure, il faut avoir environ une
livre de pâte, on l'étend sur du marbre jusqu'à refroidissement,
puis on la pétrit avec deux cuillerées de miel et une cuillerée de
mixture ci-dessus; en faisant du tout une pâte homogène que l'on
conserve dans un lieu frais, quand on veut pêcher, on va jeter
dans le lieu qu'on a choisi, le premier jour, 12 boulettes de cette
composition grosse chacune comme une noisette, le deuxième
jour 9, le troisième 9, et le quatrième jour, on pêche; en amorçant
la ligne avec l'appât, on peut aussi joindre un litre de fèves, les
faire cuire à moitié seulement et les mettre à tremper pendant
vingt-quatre heures dans deux cuillerées de mixture, en ayant
soin de les remuer souvent pour que toutes soient imbibées, on
procède ensuite comme avec les boulettes. Pêcheur à la ligne,
vous m'en direz des nouvelles.   *Médecine populaire.*

Conserves. — Conserves des haricots verts : Prenez un
petit barril très propre, après avoir soigneusement effilé vos
haricots verts, déposez-les dans le baril de la façon suivante: Un
lit de cinq centimètres de haricots très pressés, un lit d'un centimètre de gros sel ainsi de suite jusqu'au sommet du baril, en
pressant toujours fortement sans écraser cependant les haricots,
ceci fait, remplissez d'eau fraîche et filtrée avec soin le baril jusqu'au niveau de la dernière couche de sel, ajoutez un couvert et
une pierre sur le tout pour maintenir la pression; quand vous
voudrez vous en servir, vous n'avez qu'à faire dessaler pendant
24 heures vos haricots dans de l'eau fraîche en les changeant d'eau
plusieurs fois.

Côtes de melon. — Ne jetez pas vos côtes de melon,
enlevez avec soin la partie mûre, lavez et découpez de la forme que
vous voudrez, mais les morceaux plutôt gros que petits, faites-les
tremper 24 heures dans un peu de vinaigre blanc, mettez à dé-
gorger six heures dans l'eau fraîche, puis faites cuire et glacer
dans un sirop de sucre, vous aurez ainsi d'excellent fruit confit
pour garnir les puddings, et un jus très parfumé pour les manger.

Conserves de harengs. — Pour une quantité de quarante livres, sel marin 2 kilog.; vinaigre blanc, 4 litres; eau pure,
4 litres; poivre blanc en grains, 200 gr.; girofle, 60 gr.; piment,
150 gr.; ou si l'on n'a pas de piment nature, poivre de Cayenne,
50 gr.; noix muscade en poudre, 5 gr.; thym, laurier, écorce
d'oranges amères et citron. Manière de procéder : Achetez vos
harengs très frais, 40, 20 ou 10 livres, en prenant soit la formule
entière, soit la moitié, soit le quart seulement, lavez-les et habil-
lez avec soin, c'est-à-dire enlevez-leur par une incision à la gorge
les intestins, plongez-les alors une minute dans de l'eau bouil-

lante pour les blanchir, retirez-les vivement, égouttez-les avec un linge, puis placez-les dans un petit tonnelet ou dans un pot de terre, avec sel et poivre, et les aromates en alternant, un lit de harengs, un lit de sel, de poivre et d'aromates, vos citrons doivent être coupés en tranches très minces, cinq ou six tranches par couches suffisent, vous versez alors sur le tout vos quatre litres de vinaigre blanc et vos quatre litres d'eau pure, vous fermez avec un rond de bois, et un mois après la conserve possède toute sa force, toute sa beauté, toute sa délicatesse, si l'on aime le goût de l'estragon on peut en mettre une branche par couche de harengs, comme hors-d'œuvre, on ne sert que les filets comme entrée, on les sert sur un lit de fines herbes et d'œufs durs, hachés très fin, humectés d'une cuillerée de bonne huile d'olive, et deux cuillerées de jus de la conserve par hareng, chaque hareng exige deux œufs hachés.

Conserve d'oseille. — *Première manière :* On fait cuire à l'eau de sel la quantité d'oseille que l'on désire conserver après en avoir enlevé avec soin toutes les côtes; après une bonne cuisson, on passe son oseille de façon à en faire sortir tout le jus; cela fait, on la réduit au mortier ou au hachoir en une pâte très fine et très compacte; on fait dessécher cette pâte au feu en la salant légèrement, on en garnit alors des pots en laissant à l'extrémité supérieure un espace vide de 2 ou 3 centimètres que l'on remplit avec du beurre frais fondu; quand le beurre a pris consistance, on le couvre d'une légère quantité de gros sel et on met cette conserve dans un endroit sec pour l'usage.

Deuxième manière: Procéder comme ci-dessus jusqu'au moment où l'on va mettre la pâte d'oseille à réduire sur le feu, y ajouter un quart de beurre salé par livre de pâte salée et poivrée selon le goût, et faire prendre l'oseille dans le beurre au feu doux pendant vingt minutes; l'oseille, ainsi préparée, est prête à servir de canapé à un riz de veau; on s'est muni d'une certaine quantité de pots munis d'un couvercle, on les remplit à déborder de façon que les conserves soient hermétiquement fermées, on trempe alors dans de la colle très épaisse une bande de toile dont on entoure les bords du pot et du couvercle et on laisse sécher la colle; deux heures après, on recouvre encore la première bande de toile avec une seconde garnie de colle forte et froide et l'opération est terminée. Quand on veut se servir de l'oseille, on n'a qu'à mettre un pot au bain-marie et alors elle est prête à manger.

Recette pour la colle forte et froide à employer pour les pots à conserves : Colle de givet, 500 gr.; eau, 500 gr.; faites dissoudre dans un petit poêlon jusqu'à parfaite solution et ajoutez-y acide nitrique, remuez jusqu'à cessation de dégagement de vapeur rutilante et mettez-là dans des flacons et bouchez de suite.

Conserves de légumes. — Mettez en boule ou coupez en petits morceaux une certaine quantité de légumes, selon ce que vous voulez conserver : carrotes, navets, haricots verts, céleris, raves, choux-fleurs, petits poix, plongez le tout pendant une demi-minute dans de l'eau bouillante; remplissez avec vos légumes des flacons à large ouverture, ajoutez-y un clou de girofle et un petit morceau de sucre dans chaque flacon, pressez vos légumes le plus possible sans les écraser, mettez vos flacons dans un bain-marie, portez doucement l'eau à l'ébullition, remplissez au plus vite vos flacons d'eau bouillante et légèrement salée, bouchez-les avec des bouchons appropriés de façon que leur introduction chasse l'eau, et plongez immédiatement le goulot de vos flacons dans une dissolution de cire à cacheter les bouteilles et de goudron fondu. Réservez pour l'usage.

Coing à l'eau-de-vie. — Enlevez délicatement la peau de vos coings, extrayez-en les pépins et le cœur et faites-les tremper pendant une heure dans un peu d'eau; ce laps de temps écoulé, faites cuire vos coings avec du sucre dans un chaudron de cuivre non étamé et écumez avec soin; quand vos coings sont presque cuits, mais encore résistants, enlevez-les, placez-les dans des bocaux, puis clarifiez le sirop dans lequel ils ont cuit, ajoutez-y son volume de bonne eau-de-vie à 50 degrés et remplissez vos bocaux garnis de coings avec ce mélange.

Conserves de grives — Avoir des pôts de grés pouvant contenir douze grives; préparez vos grives douze par douze, faites-les cuire bien lardés à la timbale, placez-les dans les pôts, versez-y dessus le jus de la cuisson, puis remplissez les pôts avec une belle gelée faite avec une vieille perdrix et un pied de veau par douzaine de grives et vous laissez macérer; une fois la gelée solidifiée par le froid, vous la couvrez de sel fin dans chaque pôt sur une hauteur de d'un demi-centimètre, vous ajoutez un lit d'un centimètre de beurre fondu, une couche de sel fin recouvert d'une toile, et sur la toile, une épaisseur de deux centimètres d'épaisseur de poussière de charbon de bois, vous fermez alors le pôt avec le couvercle que vous imbibez de colle. C'est la plus succulente des conserves.

Conserves de maquereaux. — Voici un véritable hors d'œuvre de gourmet : Prenez deux douzaines de beaux maquereaux, enlevez-leur la tête, le fiel et les intestins, puis lavez-les à grande eau, jetez-les alors dans de l'eau bouillante, enlevez-les et égouttez-les vivement, disposez-les par lits de six ou huit dans une terrine, sur chaque lit placez 2 grammes de grains de poivre blanc, trois piments rouges, une feuille de laurier, une petite branche de thym, deux feuilles de menthe, 5 grammes de poudre à kari, deux tranches de citron, 2 grammes de baies de genièvre, sel en quantité suffisante; quand vos lits de maquereaux sont achevés, vous mouillez le tout avec un litre ou deux de vinaigre blanc, de façon que la conserve baigne de vinaigre; laissez macérer pendant quinze jours, ajoutez un litre de bonne huile d'olives et une bouteille de Madère; huit jours après, vous servez vos maquereaux en hors d'œuvre.

Conserves d'oies. — Voulez-vous un régal pour l'hiver, achetez une demi-douzaine d'oies, quand elles sont bien parées, découpez-les suivant les jointures et placez les morceaux par couche dans un grand vase de grée; entre chaque couche, placez un lit de sel, deux feuilles de laurier, dix grains de poivre, cinq de genièvre, un piment rouge, une pincée d'épices; le sommet doit être terminé par un lit de sel et d'aromate; un mois après, la conserve est parfaite; rien ne vaut un morceau de cette conserve pour parfumer la soupe aux choux.

Conserve créole. — Achetez de petits citrons verts de la Méditerranée, de quoi remplir un bocal, jetez-les dans de l'eau bouillante, retirez-les et égouttez-les rapidement, placez-les dans le bocal et remplissez-le avec deux tiers de vinaigre blanc, ajoutez-y dix clous de girofle, un quart de noix muscade, une cuillerée de poudre kari et achevez de remplir le bocal avec de la bonne huile d'olives de Nice, bouchez hermétiquement, cachetez à la cire, et pendant un mois, retournez le bocal pendant huit jours sur le fond, huit jours sur le goulot; cachetez de façon que l'huile puisse séjourner en haut et en bas du bocal, agitez-le chaque fois que vous le retournez; cette conserve doit être convenablement salée, elle se mange avec toutes les viandes bouillies ou rôties; comme parfum, nous n'avons rien de pareil dans nos conserves.

Conserves de légumes verts. — Ayez, selon la quantité, un ou plusieurs grands pôts de grés; après avoir nettoyé vos légumes, vous procédez de la façon suivante : vous déposez au fond de vos pôts de grés ou de faïence une couche de deux centimètres de gros sel et d'aromate, placez une couche de légumes de cinq ou six centimètres de hauteur très pressée, vous placez une nouvelle couche de sel et d'aromate arrosée de vinaigre, une nouvelle couche de légumes et ainsi de suite jusqu'à ce que vos pôts soient pleins, vous terminez par une nouvelle couche de cinq centimètres de sel, vous fermez hermétiquement les pôts avec du parchemin et vous les mettez au frais; vous pouvez conserver ainsi des légumes frais pendant l'hiver; pour vous en servir, vous n'avez qu'à les faire dessaler pendant vingt-quatre heures dans l'eau tiède.

Conserves de fruits pour le goûter des enfants. — Mettez dans un chaudron de cuivre dix litres de jus de raisin non encore fermenté, portez à l'ébullition pendant une demi-heure, ajoutez alors des quartiers de tous les fruits que vous pourrez vous procurer : abricots, poires, pêches, pommes et coings, en ayant soin de mettre les fruits qui demandent une plus grande cuisson; ajoutez graduellement les autres; quand les fruits sont cuits, ajoutez cinq livres de sucre en poudre et réservez dans des pôts.

(Médecine populaire.)

Recette pour faire le sucre d'orge. — Orge choisi, 500 gr.; eau, 1 litre; faites-le bouillir jusqu'à consistance de sirop, filtrez avec expression, incorporez dans 250 gr., sirop de sucre ou perlé, étendez alors sur une feuille de métal, légèrement frottée d'huile d'olives, pour éviter l'adhérence; un instant après, divisez en bâtons; c'est un bonbon adoucissant; aromatisez à la fleur d'oranger. *(Connaissances utiles.)*

Liqueurs, liqueur higiénique, élixir populaire. — Nous recommandons cette liqueur comme la meilleure de tous les spécifiques contre le choléra, les diarrhées et douleurs d'entrailles qui suivent, parfois, les repas, elle n'exige aucun appareil spécial et tout le monde peut la fabriquer : Alcool à 45 degrés, 900 gr.; racine d'angélique, 30 gr.; *calamus aramatus*, 2 gr.; myrrhe, 2 gr.; canelle, 2 gr.; aloès, 4 gr.; clous de girofle, 1 gr.; vanille, 2 gr.; camphre, 50 centigr.; noix muscade, 25 centigr.; safran, 5 centigr.; faites macérer pendant quelques jours dans un litre au soleil, huit jours environ, en fermant le bouchon; filtrez rapidement avec une feuille de papier Joseph et un entonnoir dans une autre bouteille; cachetez et conservez pour l'usage; prenez-en un petit verre après chaque repas. Par ces temps de froideur qui débilite, l'eau de mélisse des Carmes est recommandée par tous les hygiénistes comme un excellent stimulant de l'estomac, véritable spécifique contre l'indigestion; voici la véritable recette de cette eau merveilleuse : Eau de mélisse des Carmes : feuilles de mélisse fraîche, 3 poignées; écorce de citron fraîche, 30 gr.; noix muscade, 30 gr.; girofle, 30 gr.; vin blanc très alcoolique, 1 litre, alcool à 90 degrés, 1 litre, et distillez après 24 heures de macération; quand l'appareil distillatoire fait défaut, on fait macérer les feuilles de mélisse, écorce de citron, muscade et girofle pendant quatre heures dans un litre d'alcool, puis on filtre et on ajoute à l'alcool 250 gr. de vin blanc très alcoolique.

Liqueur hygiénique, anisette populaire : Badiane, 250 gr.; anis vert, 125 gr.; semence d'angélique, 20 gr.; de fenouil, 20 gr.; de cariandre, 15 gr.; d'ambrettes, 20 gr.; de genièvre, 15 gr.; menthe poivrée, 15 gr.; thé vert, 20 gr. Faites digérer le tout dans huit litres d'alcool pendant dix jours, mélangez cinq blancs battus à la neige pour clarifier, filtrez avec le papier Joseph, ajoutez 250 gr. de beau sucre blanc par litre, quand il est fondu mettez en bouteille.

Chartreuse populaire. — Mélisse fraîche, 320 gr.; hyspe fraîche, 320 gr.; angélique fraîche, 160 gr.; canelle, 80 gr.; safran, 20 gr.; maïs, 20 gr. Faites macérer pendant huit jours dans 5 litres d'alcool à 90 degrés, clarifiez avec six blancs d'œufs battus, filtrez avec une feuille de papier Joseph, ajoutez 500 gr.; miel clarifié et 2 kilog. de beau sucre blanc. Cette liqueur vaut la chartreuse si vantée, si on peut la laisser vieillir, c'est le plus délicieux des nectars.

Eau-de-vie de coing. — Râpez vos coings, pressez le jus, et faites un sirop avec deux fois son poids de sucre, un kilog. de sucre par livre de jus, un quart de bon miel de Narbonne et un bâton d'angélique clarifiez, ajoutez autant de litre d'alcool à 90 degrés que vous aurez de litre de sirop, plus un quart de litre d'eau distillée ou filtrée et un quart de bon Cognac vieux, puis mettez en bouteilles, et dans chaque bouteille ajoutez un petit sac de toile dans lequel vous aurez enfermé un demi gramme de canelle et deux clous de girofle et vingt-cinq grains de ceriandre, attachez le petit sac à un fil que vous laissez pendre en dehors de la bouteille et bouchez provisoirement, au bout de vingt jours, retirez le petit sac, puis bouchez et cachetez vos bouteilles et laissez vieillir un an. Après il n'est pas de liqueur qui puisse être comparée à cette eau-de-vie de coing.

Formule pour faire soi-même le vin de quinquina : Prenez quinquina calisa, 30 gr.; alcool à 60 degrés, 60 gr. Laissez infuser pendant trois jours, ajoutez vin rouge, 1,000 gr. et filtrez dans un linge fin, un verre à Bordeaux comme tonique.

Liqueur de thé. — Infusion de thé très forte, 500 gr.; vanille, 5 gr.; cognac vieux, 1 bouteille, alcool à 90 degrés, 1 litre; sucre blanc en poudre, 1,000 gr ; eau distillée, 1,000 gr. Faites votre infusion avec thé et vanille et filtrez, ajoutez cognac, alcool, eau distillée, filtrez de nouveau et ajoutez votre sucre. Mettez en bouteille dès qu'il sera fondu.

Sirop de sucre blanc. — On peut faire de ce sirop la base de tous les sirops; il suffit de le parfumer avec l'essence de la fleur du fruit dont on veut obtenir le goût, ce sirop se fait de la façon suivante : Sucre très blanc, 1,000 gr.; eau distillée, 500 gr. Faites dissoudre à froid et passez à la flanelle.

Liqueur hygiénique de dessert. — Curaçao de mandarine, écorce de mandarine desséchée, 500 gr.; alcool rectifié à 90 degrés, 1,500 gr ; angélique, 25 gr.; vanille, 15 gr.; laissez macérer un mois, filtrez et ajoutez cognac vieux, 1,000 gr.; sirop de sucre blanc, 2,500 gr.

Bière antiscorbutique. — Raifort récent, 360 gr.; cochléaria, 180 gr.; bourgeons de sapin, 180 gr.; bière nouvelle, 12 litres. Faites macérer le tout pendant cinq jours, filtrez et conservez en bouteilles.

BIÈRE CONTRE LES CÉPHALAGIES, L'HYSTÉRIE, LA MIGRAINE : Racine de valériane, 150 gr.; semence de moutarde entière, 100 gr.; fleurs de romarin, 50 gr.; fleurs de sauge, 50 gr ; serpentoire de virginie, 20 gr.; bière blanche nouvelle, 20 litres. Faites macérer le tout pendant cinq jour, filtrez et réservez en bouteilles.

BIÈRE CONTRE LES VERTIGES LE L'ESTOMAC, LA DYSPEPSIE, LA GASTRALGIE : Racine de gentiane, 100 gr.; bière brune de Nuremberg,

10 litres. Laissez macérer pendant cinq jours, filtrez et mettez en bouteilles. Boire aux repas.

BIÈRE CONTRE LE CATARRHE DE LA VESSIE : Graine de moutarde entière, 125 gr.; baies de genièvre concassées, 125 gr.; graine de carottes, 100 gr.; bière blanche de Nuremberg, 20 litres. Faites macérer cinq jours, filtrez, réservez en bouteilles, trois à quatre verres par jour.

BIÈRE TONIQUE, STOMACHIQUE ET STIMULANTE : Baies de genièvre concassées, 350 gr.; bière brune de Nuremberg, 20 litres. Laissez macérer cinq jours, filtrez et réservez en bouteilles. Un verre au début de chaque repas.

Chartreuse de ménage. — Angélique, 500 gr.; alcool à 90 degrés, 2 litres; faites macérer pendant quinze jours, filtrez et ajoutez du cognac vieux, 8 litres; sirop de gomme au miel, 1 litre; sirop de sucre blanc, 2 litres; cette liqueur vaut celle des vénérables liquoristes de la Grande-Chartreuse, puisque la base même du bouquet est empreinte à leur élixir; ainsi fabriquée et vendue dans le commerce, en ne lui donnant pas le titre de chartreuse, on ne pourrait être poursuivi en contre façon, car tout le monde a le droit de transformer un produit commercial, mais là n'est pas notre but, nous nous contentons de conseiller aux ménages cette merveilleuse liqueur, qui revient à peine à 2 fr. 50 le litre.

Liqueur de genièvre. — Faites macérer baies de genièvre, 500 gr.; fenouil, 6 gr.; anis, 10 gr. dans alcool à 90 degrés, 2,000 gr. pendant 15 jours, ce laps de temps écoulé, filtrez, ajoutez un litre de cognac vieux, 500 gr. de sirop de miel et 1,500 gr. de sucre blanc; réservez en bouteille. Un petit verre après chaque repas, c'est un excellent stimulant de l'estomac et du canal digestif.

LIQUEUR STOMACHIQUE ET ANTI-DYSPEPSIQUE : Absinthe, 25 gr.; chamœdrys, 25 gr.; racine de gentiane, 25 gr.; écorce d'orange amère sèche, 25 gr.; écorce de mandarine sèche, 25 gr.; rhubarbe, 10 gr.; aloès, 5 gr.; vanille, 10 gr.; alcool à 90 degrés, 1,000 gr. Faites macérer pendant quinze jours, filtrez, ajoutez un litre de bon cognac et un litre de sirop de sucre blanc, un demi litre de sirop de miel et réservez en flacons, un petit verre après chaque repas.

LIQUEUR CONTRE LES DYSPEPSIES ET EMBARRAS DIGESTIFS : Racine de gentiane, 50 gr.; écorce d'orange amère, 25 gr.; alcool à 90 degrés, 1,000 gr. Faites macérer pendant quinze jours, filtrez, ajoutez sirop de miel 1,000 gr.; cognac vieux, 500 gr.; eau de fleur d'oranger triple, 500 gr.; un petit verre après chaque repas, mais dégusté lentement.

LIQUEUR DITE DES JACOBINS : Alcool rectifié, 500 gr.; canelle, 350 gr.; semence d'anis, 30 gr.; baies de genièvre, 30 gr.; réglisse, 30 gr.; galanga, 30 gr.; girofle, 30 gr.; santal citrin, 25 gr.; santal rouge, 20 gr.; centrayerva, 20 gr.; semence d'angélique, 20 gr.; cassia liquea, 10 gr.; anis étoilé, 15 gr.; racine dimpératoire, 4 gr.; bois d'aloès, 4 gr. Faites macérer un mois et filtrez, une cuillerée à café tous les matins dans un demi verre d'eau sucrée contre les tendances à l'apoplexie.

La meilleure bière par ces temps de chaleur, on nous saura gré de donner une recette de bière, et si on la prépare avec soin on peut rivaliser les produits des meilleures brasseries. Il y a longtemps que nos lecteurs nous demandent le moyen de faire de l'excellente bière en ménage; c'est une bonne fortune pour nous de pouvoir les satisfaire; Pour un baril de 120 litres de bière, il faut un baril cerclé en fer, versez d'abord dans ce baril deux sceaux d'eau fraiche, faites bouillir pendant une heure à dater du premier bouillon, une demi livre de houblon du Nord que vous aurez mis dans un sac de toile, dans quatre sceaux d'eau, cette opération terminée, retirez le sac de houblon dans la moitié de cette solution, faites fondre un pot de spruce et versez dans le baril; quand la seconde moitié de la solution est refroidie, de façon qu'on y puisse tenir la main, délayez-y une demi livre de levure de bière, versez alors le tout dans un baril, achevez de remplir avec de l'eau froide en laissant une espace vide pour la fermentation puisse s'établir sans faire éclater le baril, garrotez fortement la bonde et laissez le liquide à lui-même, en ne comptant pas le jour où vous avez fait la bière, il faut la mettre en bouteille le cinquième jour; les bouteilles doivent être fortement ficelées et couchées, la bière est bonne environ dix jours après le jour de la mise en bouteille.

Nota. — Pour le pot de spruce, tous les pharmaciens des ports et notamment ceux du Hâvre, vendent cette préparation; le pot coûte environ 1 franc.

Liqueur de fleurs d'oranger. — Eau triple de fleur d'oranger, 1,000 gr.; sucre blanc, 2,000 gr.; alcool à 90 degrés, 3,000 gr.; après le mélange de l'eau de fleur d'oranger et de l'alcool, filtrez, ajoutez le sucre et dix gouttes d'essence d'anis; un petit verre après chaque repas, comme calmant léger; une cuillerée à bouche dans un verre d'eau sucrée, constitue pour les dames la meilleure et la plus hygiénique des boissons pendant l'été.

Liqueur dite l'Abricotine. — Ouvrez une livre d'abricots, brisez les noyaux et mettez le tout, chair d'abricot, noyaux, amandes, à macérer dans dans un litre d'alcool à 90 degrés pendant quinze jours, ajoutez-y une douzaine d'amandes amères, un morceau d'angélique et un petit bâton de vanille; quand le tout a bien macéré, pendant le temps voulu, passez et filtrez, ajoutez alors une bouteille de vieux cognac, une bouteille de Sauterne vieux, un litre et demi ou deux; 500 gr. de sirop de miel bien clarifié; faites avec soin cette liqueur, elle est supérieure à la chartreuse comme tonique de l'estomac.

Limonade sèche. — Acide citrique, 10 gr.; sucre en poudre, 300 gr.; essence de citron, 10 gouttes; faites un mélange et réservez-le dans un flacon à large goulot; une cuillerée pour un verre d'eau; très utile à emporter avec soi par les temps de voyage, de villégiature et de bains de mer; on se fait ainsi rapidement et partout où on se trouve, une limonade rafraîchissante et agréable.

Sirop de quatre fruits. — Cerises sans noyaux, 100 gr.; framboises, 100 gr.; fraises, 100 gr.; groseille, 100 gr.; pressez et clarifiez le jus obtenu, portez-le à l'ébullition et filtrez-le, ajoutez un litre de sirop de sucre, c'est la plus agréable et la plus rafraîchissante des boissons.

Liqueur de genièvre. — Baies de genièvre choisies, 2,000 gr.; semence d'anis, 10 gr.; angélique, 100 gr.; vanille, 10 gr.; faites macérer dans de l'alcool à 90 degrés; au bout de huit jours, clarifiez et filtrez, ajoutez-y un litre de cognac vieux et un demi-litre de sirop de miel bien clarifié; un petit verre après chaque, tonique et stimulant de la digestion.

LIQUEUR DE FRAMBOISE. — C'est la liqueur la plus agréable; non-seulement les dames s'en permettraient un petit verre après leur repas, mais s'en serviraient encore avec de l'eau fraîche comme d'une boisson tonique et rafraîchissante; prenez un kilo de belle framboise, exprimez-en le jus après les avoir fait macérer pendant vingt-quatre heures dans deux litres d'alcool à 90 degrés, clarifiez et filtrez, ajoutez-y du bon cognac, 2,000 gr.; sirop de miel, 2,000 gr.; sucre blanc, 2,000 gr.; essence de citron, 25 gouttes; clarifiez et filtrez de nouveau et réservez pour l'usage.

LIQUEUR DE QUASSIA AMARA. — Contre la dyspepsie : vin de Bourgogne, 2 litres; alcool, 1 litre; cognac vieux, 2 litres; copeaux de quassia amara, 200 gr.; faites macérer pendant huit jours, ajoutez après avoir filtré sirop de miel, 2 litres, sirop de sucre, 1 litre; réservez en bouteille.

LIQUEUR (RATIFIA DE RAISIN) de ménage très digestive et stomachique. — Pressez des raisins muscats, clarifiez le jus, et pour deux litres de jus de vin, ajoutez vin vieux de Bourgogne, 2 litres; cognac vieux, 2 litres; sirop de sucre blanc, 2 litres; canelle, 2 gr.; coriandre, 50 centigr.; laissez infuser le tout pendant quinze jours; ce temps écoulé, filtrez et remettez en bouteille.

Curacao de ménage. — Faites macérer suc de dix oranges dans 2 litres d'alcool à 90 degrés pendant quinze jours, ajoutez au bout de quinze jours le suc de dix oranges, clarifiez et filtrez, et 2 litres de vieux cognac, mêlez le tout et filtrez, ajoutez 700 gr. de sirop de sucre par litre de liqueur; réservez dans des bouteilles de grès; pour avoir cette liqueur parfaite, il ne faut s'en servir qu'une année après sa confection.

Sirop d'hysope. — Sommités sèches d'hysope, 32 gr.; eau distillée d'hysope, 1,000 gr.; sucre blanc, 2,000 gr.; faites fondre l'hysope dans l'eau distillée d'hysope au bain-marie couvert pendant 2 heures; laissez refroidir, passez et filtrez, ajoutez à la liqueur le sucre blanc dont le poids sera double de celui de l'infusion, faites-le dissoudre à la chaleur du bain marie dans un vase fermé; passez le sirop après qu'il sera refroidi; le sirop d'hysope est tonique et pectoral. (*Méd. pop.*)

Fumage, labourage, commerce, industrie, pâturage, troupeaux, bergerie, vignes, prairies, c'est la fortune du pays et la liberté du peuple. — Manière de faire le fumier, d'en augmenter la quantité et la qualité : Pour faire le fumier, tout est bon, balayures, résidus, débris, paille, bruyère, herbe, végétaux, ronces, épines, branches d'arbres, bois coupés assez minces; pour faire ce fumier, on met d'abord sur le premier sol venu, mais principalement un peu humide et creux, une couche de terre de 5 centimètres environ; sur cette couche de terre on met une couche à peu près égale de matière destinée à faire ce fumier, et cela sur une longueur et largeur immesurées et sur 50 à 60 centimètres de haut, à moins qu'on puisse faire inonder le tas jusqu'au bout, en un mot, le couvrir d'eau; alors, on peut le faire d'une hauteur immesurée; quand ce tas est pourri, on le taille, bêche, pique, on en fait un autre tas à peu près carré, on le laisse ainsi quelque temps fermenter et pourrir; quand il est ainsi, on le pique de nouveau en le chargeant et on le répand sur les terres; ce fumier terreau est le meilleur de tous les engrais; on peut l'employer pour toutes les terres culturées et sur les semences, surtout si on peut le réduire en poussière. Plusieurs champs de certaines fermes ne sont fumés que chaque deux ou trois ans et quelques-uns jamais; tandis qu'on peut chaque année les fumer abondamment, pour cela, de suite après qu'on a enlevé la récolte ou ensemencé de nouveau ce champ d'un grain non nuisible, en l'enterrant pas trop profondément avec la herse ou la charrue; on laisse venir cette semence un peu grande et mieux en fleur, alors avec la charrue ou autre instrument on l'enfouit et on la laisse fermenter jusqu'au second labour, ensuite on laboure, on travaille ce champ comme à l'ordinaire; ce procédé de fumure est très bon, avantageux, surtout pour les fermes qui manquent de fumier et les champs qui sont éloignés et où le transport est difficile.

Pour le purin, l'urine, excrément humain ou animal, on peut les employer avantageusement en les convertissant en poudre en y ajoutant de la terre sèche un peu concassée et mieux pilée en poussière; on peut aussi les délayer dans de l'eau; pour cela, un litre de matière et neuf d'eau suffisent, ensuite on le répand sur les terres, pieds d'arbres, de vignes, prairies, sur les fines semences, plantes de jardin, à moins qu'on puisse bien arroser après la fumure et avant la chaleur; pour que les animaux donnent un fumier abondant et bon, il faut les nourrir convenablement et leur fournir une abondante litière; pour litière, tout est bon : paille, bruyère, feuilles, herbes, gazon et terre un peu concassée, et le tout sec; cette dernière est la meilleure de toutes les litières, elle absorbe toute l'urine, mais elle ne peut s'employer que bien sèche et au commencement de la chaleur, et jusqu'aux premières fraîcheurs; le fumier qui est fait avec toute autre litière que de la terre, à la sortie des étables doit être mêlé d'une égale part de terre sèche un peu concassée; ce mélange doit se faire couche par couche : terre et fumier, et sous une grange, à l'abri de la pluie; on peut employer ce fumier quelques semaines après le mélange, principalement quand il commence à blanchir, et mieux si on peut au bout de sept ou huit mois; ce fumier ainsi composé est très bon et avantageux pour toutes terres culturées et surtout pour toutes sortes de prairies et terres pauvres.

Pour les engrais chimiques, nous savons par expérience qu'ils sont très bons et abondants, ils n'ont le malheur que d'être trop falsifiés; achetez-les autant que vous le pourrez à des personnes consciencieuses et en première main.

Voici la composition d'un engrais que je nomme engrais auscitain; en se le composant soi-même, il revient à peine à 4 fr. 50 c. ou 5 fr. les 100 kilos. Manière de procéder : Faites un mélange d'une égale part de farine de tourteaux ou de raves, le tout bien moulu, d'une égale part de chaux en poudre, principalement du gaz, d'une égale part de plâtre en poussière; faites bien ce mélange en le remuant, cet engrais est bon pour toutes terres culturées, semences, on en met de 400 à 1,000 kilos à l'hectare et davantage si l'on peut; plus on en met, plus il donne de récolte; mais à 400 kilos, il donne une récolte satisfaisante; si l'on veut augmenter la qualité de cet engrais, on n'a qu'à augmenter la quantité de farine de tourteaux.   François LESCURE.

Eau saintonge, formule, composition. — Prenez en poids une égale part d'ammoniaque liquide, d'acide tartrique, de sel commun de cuisine, d'eau-de-vie, d'essence de térébenthine, eau ordinaire dix fois, c'est-à-dire si les cinq premières parties font chacune 1 gr., on en met 50 d'eau. On met dans une bouteille assez grande les cinq premières parties, puis on ajoute l'eau quand le sel et l'acide est fondu, l'eau saintonge est faite, et avant de s'en servir on agite la bouteille, on peut se servir de l'eau saintonge sans danger et elle est bonne pour toutes sortes de maladies, en lotions, compresses, on l'emploi pure et en injections plus ou moins étendue d'eau, on peut à volonté augmenter et diminuer la force de l'eau saintonge, pour l'augmenter on ajoute de l'ammoniaque liquide, pour la diminuer de l'eau ordinaire.
          François LESCURE.

Eau ferrée, étamée, formule, composition. — Dans fontaines, puits ou autre tenant l'eau à boire, on met un peu d'étain et beaucoup de fer. On peut boire l'eau ferrée et étamée à volonté; elle est bonne pour ainsi dire pour toutes sortes de maladies, principalement pour les faibles de poitrine, la pauvreté du sang et la stérilité.   François LESCURE.

Eau bienfaisante, formule, composition. — Dans un litre d'eau ordinaire, mettez une cuillerée à soupe de sel gris de cuisine, une cuillerée à soupe de bonne eau-de-vie franche, une cuillerée à café de sulfate de zinc, 2 à 3 gouttes d'ammoniaque, autant d'essence de térébenthine ou d'huile bonne à manger, agiter la bouteille pour faire fondre et bien mêler; cette eau est bonne pour ainsi dire à toutes fins, en lotions, compresses, injections, pour laver les plaies, blessures, ulcères, pour douleurs, paralysies, gargarismes, mais sa plus grande vertu est pour toutes maladies des yeux, mal et faiblesse de la vue; ceux qui souffrent des yeux, les compositeurs et autres de ce genre, se trouveront bien de se laver les yeux avec cette eau, principalement le matin et le soir et plusieurs fois par jour mais non quand les yeux sont en sueur, cette eau est sans danger et parfois mêlez avec urine non malade à la sortie du corps. Elle a produit les meilleurs résultats; si on la trouvait trop forte, chose rare, on la corrigerait en y ajoutant de l'eau. François LESCURE.

Eau tilleul, formule, composition. — Dans un litre d'eau ordinaire, mettez une poignée à peu près de seconde, peau de tilleul, c'est-à-dire la substance linense qui touche l'aubier, faites bouillir jusqu'à ce que l'eau devienne gluante comme de blanc d'œufs, cette eau est bonne pour injections, laver les plaies, blessures ulcères, compresse de cette eau avec un morceau de couverture de coton, renouvelez au besoin; guérison prompte et radicale les plus fortes blessures et brûlures humaines et celles des animaux. Si on a le soin de faire bouillir avec la peau de tilleul un peu de grimoine et à cela y mêler un peu de chlorure de soude, les blessures et membres lavés avec cette eau sont à l'abri de la gangrène, elle l'arrête si elle est déclarée, mais sa plus grande utilité est principalement pour les brûlures et sans laisser de traces. François LESCURE.

Pommade auscitaine, formule, composition. — En poids prenez une égale part d'ammoniaque liquide, d'essence de térébenthine, d'huile à manger, de glycérine, de miel, d'eau-de-vie, de goudron, liquide de Norwège, de sel commun de cuisine, d'acide tartrique, de poudre de camphre, de suif de chandelle et de graisse de porc. Dans une bouteille mettez le sel, l'acide, l'ammoniaque, l'eau-de-vie, l'essence, l'huile et agitez pour faire fondre et mêler; d'autre part, dans une casserole et sur un feu doux et mieux au bain-marie, faites fondre ensemble le suif et la graisse, quand il ressemble à de l'huile, ajoutez la poudre de camphre et de miel, quand tout est bien fondu, retirez la casserole et loin du feu, ajoutez-y le contenu de la bouteille, la glycérine et le goudron, avec un cuiller remuez bien le tout pour bien mêler, puis faites couler ce liquide dans des pots. On peut se servir de la pommade auscitaine sans danger; elle est bonne pour toutes sortes de maladies, en frictions, cataplasmes et emplâtres. François LESCURE.

Cataplasme de son, formule, composition. —
Dans un tiers de litre de vinaigre, faites bouillir, jusqu'à ce qu'il
soit fondu, deux poignées de sel gris, une poignée de graine de lin,
puis videz le tout dans une assiette, et avec du son faites-en un
emplâtre ou cataplasme plus ou moins corsés, en le faisant, y
ajouter de l'huile et du sel pilé ou au besoin du vinaigre pur non
bouilli; cela fait, on l'applique sur la plaie et maintenu avec des
bandes ou sachets, renouvelez au besoin; on s'en trouvera bien
l'arrosant quelque fois avec du vin, vinaigre, eau-de-vie, eau
saintonge ou urine à la sortie du corps; ce cataplasme est bon pour
toutes douleurs, rhumatismes, pointes de côtes, entorses, meurtrissures, blessures, mêlez avec de bonne moutarde de table et un
peu d'herbe de saint Jean hâchée; cela est bon pour guérir
mauvais boutons et verrues.   François LESCURE.

Lavements de son, formule, composition. —
Dans un litre d'eau faites bouillir 10 à 15 minutes, 100 à 125 gr.
de son, une cuillerée à soupe de sel gris, de bonne huile, ail et
oignon la moitié d'une tête de chaque; passez avec expression,
parfois augmentez l'huile après l'expression, ce lavement est le
meilleur de tous, il peut servir à toute fins.   F. L.

Sirop auscitain, formule, composition. — Dans
un litre de bon vin rouge ou blanc, faites bouillir pendant un
moment une poignée ordinaire de romarin tige et feuille, 4 ou 5
feuilles de lierre, une ou deux gousses d'ail, un petit quartier
d'oignon ou de tige verte; passez ce liquide à travers un linge
blanc et propre ou mieux à travers une flanelle et avec expression
si besoin est; ajoutez à ce liquide une égale part de sucre, c'est-
à-dire s'il y a un litre ou 1,000 gr. de liquide, ajoutez 1,000 gr.
de sucre. Faites fondre et bouillir le tout de nouveau à volonté
mais ordinairement jusqu'à consistance de sirop, puis un peu
refroidi on le met en bouteille, si on le trouvait trop court on y
ajouterait de l'eau-de-vie, si au contraire pas assez on ajouterait
du sucre; ce sirop est très bon pour les catarrhes, rhumes, maladies de poitrine et d'estomac, d'entrailles et de la vessie, pris
chaud il fait plus d'effet.   François LESCURE.

Sirop vermifuge, formule, composition. —
Dans une bouteille contenant un litre de vin rouge, mais blanc
de préférence, mettez 5 gr. d'huile de ricin, huile de térébenthine,
5 gr.; huiles d'olive ou à manger, 5 g.; poudre de fougère mâle,
5 gr.; poudre de camphre, 5 gr.; poudre d'assafœtida, 5 gr.; poudre de garance, 5 g.; poudre de racine de grenadier, 5 gr.; poudre
de cousso, 3 gr.; ail haché, 5 gr.; graine de courge hachée ou
coupée bien fin, 5 gr.; sel de cuisine, 5 gr.; semencontrat, 5 gr.;
sucre, 1,000 gr.; sur le tout exprimer le jus de 1 ou 2 citrons, on
agite bien la bouteille pour mêler et faire fondre, et agiter également avant avant de s'en servir; suivant le goût et le besoin, si on
trouvait le sirop trop faible, on augmenterait chacune d'une égale

part les treize premières parties moins le vin, si au contraire on le trouvait trop fort, on augmenterait le sucre et même y ajouter un peu d'eau pour les enfants ou les dames, par quarts, par demi cuiller à café en doublant jusqu'à effet produit. Les grandes personnes peuvent le prendre pour ainsi dire à volonté; avec le sirop vermifuge on peut faire des pilules avec des poudres et farines bonnes pour guérir et non nuisible à la santé.   F. L.

Farine populaire. — Formule composition : Faites un mélange par égale part de farine de fèves, de lentilles, de petits pois, de riz, avec dix pour cent de farine d'orge, cinq pour cent de farine d'avoine, cinq pour cent de farine de maïs, un pour cent de farine de haricots, un pour cent de fl ur de soufre, un pour cent de bicarbonate de soude, deux pour cent de sucre ou cassonade, cinq pour cent de sel gris commun bien pilé, le tout bien mêlé, si on veut donner une couleur à la farine, avant d'ajouter le bicarbonate de soude, le soufre, le sucre et le sel, on fait légèrement torrifier la farine, puis on ajoute le reste et bien mêler. La farine populaire est la meilleure de toutes les farines, elle est sans danger, elle est bonne pour toutes sortes de maladies, on la prend ordinairement avec la soupe, à la dose de 1, 2 et 3 cuillerée chaque fois et pour ainsi dire à volonté concernant le temps et la dose. Avant de faire le mélange, il faut bien tamiser toutes les farines pour en sortir le son et petit son.   F. LESCURE.

Régime hygiénique de la santé. — En suivant ce régime, notre vie peut être aussi bonne et longue que la vie fabuleuse des habitants de la mer.

On guérira de toute maladie, en plaçant son lit de repos du nord au midi, la tête au nord un peu tournée vers l'est et plus ou moins relevée par le coussin, suivant le besoin; dans toutes les maladies, surtout vermineuses, prendre souvent avec vos aliments ou avec de l'eau un peu d'huile de ricin ou bonne à manger; prenez une ou deux gouttes d'ammoniaque ou d'eau saintonge et buvez tisane d'ail et d'oignon et cela jusqu'à être dégoûté et dérangé; buvez souvent de l'eau fraîche et mangez des cerises et raisins à volonté; ne fumez jamais sans besoin ni surtout abuser du tabac, ni des boissons alcooliques, ni des plaisirs épuisants, ni des excès imprudents, ni des biens et maux de la vie; sachez prévoir au besoin, vous résigner et vous préserver des grandes émotions surtout continuelles; en tout, soyez tempérés et modérés, prenez le nécessaire et jamais le trop, c'est toujours gênant et souvent dangereux, croyez-le et surtout vous, jeunesse, pour votre bonheur et celui de vos proches, ne cherchez pas par la débauche, l'intempérance, l'excès, l'imprudence, l'ignorance, l'expérience de la souffrance; avec la science, vous pouvez tout savoir pour mourir sans jamais avoir eu de maladie.

Réflexion : Evitez ce trop grand regret, si j'avais su !
Tout habit qui touche la peau, surtout chemises et tricots, doit

être blanc et sans apprêt ou être teint avec couleurs non nuisibles. La plupart des habits en couleur qui touchent la peau sont nuisibles et presque toujours désagréables à la santé, principalement en été, et quand on sue beaucoup, la sueur dissout la couleur, la fait entrer dans les chairs et donne une odeur puante. L'alimentation, batterie de cuisine, tout ce qu'on manie ou absorbe doit être inoffensif.

En tout temps, préservez-vous des coups d'air, de l'humidité, du froid aux pieds, des variations brusques de température; pour cela, porter de la flanelle sur la peau; une blouse ou tout autre habit léger pour couper l'air; mettre dans ses chaussure de la paille de blé, d'avoine, ou d'orge bien sèche et un peu pilée; sécher et renouveler au besoin cette paille; avec ce procédé, on peut se passer de bas. Se changer après une trop abondante sueur, mais ne jamais le faire à un courant d'air; il faut attendre que la sueur soit passée; ne pas boire de l'eau en ce moment. Saler, épicer, ailler, oignonner assez fortement ses aliments sans cependant en abuser. Au moindre symptôme, malaise, dérangement, lavez-vous le front, le cou et tout le corps si vous le pouvez avec de l'eau-de-vie, vinaigre, eau saintonge, eau sédative pure ou étendue d'eau; avaler un peu de camphre ou d'aloès avec de l'eau ou tisane; faire en sorte de suer un peu, ou bien prendre un bain de pieds chaud avec de la moutarde pendant trente secondes environ et couchez-vous ensuite, provoquez à l'aide de tisanes excitantes d'abondantes transpirations, gardez la diète et le lendemain matin purgez-vous avec un peu d'huile de ricin ou tout autre purge; restez dans une chaleur douce; la seconde journée, après l'action purgative, mangez un peu. Les malades faibles et celles qui fatiguent beaucoup de corps doivent manger le nécessaire, mais en se privant un peu et sortir toujours de table avec un restant d'appétit, car le manque d'exercice et la trop grande quantité de nourriture donnerait trop de sang et causerait des maladies.

Si vous êtes sanguin et avez une grande santé, privez-vous des boissons alcooliques et même de vin, ou n'en prenez que peu et bien tempéré et pour toute boisson vous vous trouverez bien de ne boire que de l'eau. Qui que vous soyez, surtout si vous êtes robuste et remplet, chaque jour ou souvent pendant la semaine, faites exercice corporel pour suer un peu et prenez l'air pur de la campagne, le corps en a besoin, car il est fait pour le mouvement; ne pas se médicamenter ni prendre des remèdes sans besoin, manger du pain passablement bon et un peu de viande si vous le pouvez de temps en temps, mais si pauvre que vous soyez faites des économies pour pouvoir manger légumes, fèves, haricots secs, pommes de terre, châtaignes apprêtées selon son goût, manger des raisins à volonté, huilliez ou graissez les aliments qui ont besoin de l'être; si vous faites usage du vin buvez-en un peu de pur le matin à la grande fatigue et au besoin, après moitié vin et moitié eau, ne faites jamais abus du vin ni des boissons alcooliques, ces abus

causent toutes sortes de maladies; la plus pure, bonne et saine des
boissons c'est l'eau pure de fontaine, rivière ou ruisseau, et quelquefois ferrée et étamée; tenez-vous le corps propre, à la saison
favorable baignez-vous souvent au bains de siége, dans rivière ou
ruisseau, dans une baignoire ou grande comporte. avec de l'eau
tiède, ne jamais se baigner quand on est en sueur. En temps d'épidémie, ne sortez jamais le matin sans avoir pris un petit verre
d'eau-de-vie ou autres alcools, vin ou eau vinaigné, manger un
peu d'ail ou d'oignon avec du pain ou en salade, souvent fumer
camphre ou tabac, en porter constamment sur soi, agir de même
quand on va voir ou toucher un malade, après cette dernière se
laver les mains avec eau salée et vinaigrée ou autres alcools, et à
défaut de tout cela avec urine à la sortie du corps. Habillez-vous
amplement, car l'ampleur met à l'aise, fortifie, multiplie la puissance et les mouvements du corps, le trop juste habillement para-
lyse, énerve, arrête le mouvement du sang et cause des maladies
surtout aux jeunes femmes et filles qui se serrent trop dans les
habits et surtout le corset; portez constamment sur vous une ceinture plus ou moins serrée autour des reins à la fatigue et quand
on manie des poids, en agissant ainsi on se préservera de beaucoup d'accident et de maladies. Evitez les endroits malsains, maré-
cageux, bourbeux et puants, tirez des routes et passages les morceaux de verres ou autres concassés, capables de faire arriver des
accidents; en agissant ainsi vous faites votre devoir, vous préservez
des personnes et peut-être vous-même ou quelques animaux d'at-
traper du mal; établissez vos habitations dans un endroit sain et
éloignez-en les fumiers surtout l'été ou couvrez-les d'une assez
forte couche de terre; autour de vos habitations plantez beaucoup
d'arbres un peu de toute espèce, principalement fruitiers et quelques pins ainsi que des fleurs faisant bonne odeur; les arbres et
les fleurs purifie l'air et chassent les maladies épidémiques, habitez
des pièces un peu élevées au-dessus du sol, notamment situées au
levant, sud ou est, plafonnées si cela se peut et percées d'ouvertures
ou de cheminées; renouvelez de temps en temps l'air de la chambre,
souvent dans les appartements mettez un verre avec un peu de
vinaigre dedans et jetez-en quelques gouttes par ci par là; dans le
manger, le boire, les plaisirs, le contentement, le succès, le travail, la fortune et en toutes choses, soyez modérés, tempérés,
prenez le nécessaire, le besoin, mais jamais l'abus et l'excès, soyez
prudent et prévoyant, sachez quitter, battre en retraite en face du
danger, c'est-à-dire là ou l'excès, l'abus commence; dans le malheur, la souffrance, la misère, la déception, l'impossible du
moment, soyez patient, résigné et constant, cherchez à en sortir,
ne jamais désespérer, Dieu, la science et l'avenir sont à nous, avec
cela on a tout, on peut tout et quelquefois en un clin d'œil, regardons la vie et la mort comme un devoir, une nécessité, un besoin
d'être, et que ni l'une ni l'y l'autre ne nous effraye pas. Soyez écono-
me, avec une partie de vos d'économies, louez ou achetez un peu

de terre que vous irez voir et travailler à votre goût à vos moments libres, c'est là la vrai vie, le vrai bonheur qui chasse le chagrin et l'ennui, car presque jamais travailleur, surtout de terre, ne se désespère, ne se détruit; avec l'autre partie d'économie, faites vous rentiers, car un franc placé de temps en temps à la caisse d'épargne à intérêt, compense en une somme un peu plus grande placée sur l'Etat aux mêmes conditions, et suffit pour laisser à ses enfants ou aux besoins de ses vieux jours une fortune, un bien-être; ne soyez jamais avare, n'imitez pas ces travailleurs spécula-teurs qui travaillent jour et nuit, sans trève ni repos, qui se pri-vent de tout, qui ruinent leur santé et qui plusieurs fois bles-sent leurs consciences pour ramasser un peu d'or ou d'argent, dont ils ne jouissent presque jamais et qui ordinairement le laissent à un dépenseur; soyez franc, honnête, loyal, bon, désintéressé sans en être dupe, c'est là le devoir et le bonheur, qui ne le suit pas ne réussit guère, et tôt ou tard tout tombe contre lui. Travaillez pour le bien, la science, la justice, le progrès, la raison, le peuple, la patrie, la paix et aussi pour vous-même; combattez contre le mal, l'ignorance, l'injustice, la misère, la souffrance, la vengeance, la guerre, la barbarie, c'est là le saint devoir qui ne doit ren-contrer aucune entrave, vie, santé, estime, succès, honneur et gloire à qui le pratique; évitez les disputes, querelles, procès, mauvaises rencontres, en un mot tout ce qui détruit le bien, la vie, le temps et la santé. Croyez à l'Etre suprême, au Grand architecte de l'univers à Dieu, croyez à la science, ne faites jamais un crime a personne de ce qui croit autrement que vous, que jamais plus la force brutale et barbare de l'ancien temps soit appelée à juger les différents qui parfois nous divisent, que tout s'arrange à la justice, a la raison, à la persuasion, à la concilia-tion, à la fédération et à l'humanité.   François LESCURE.

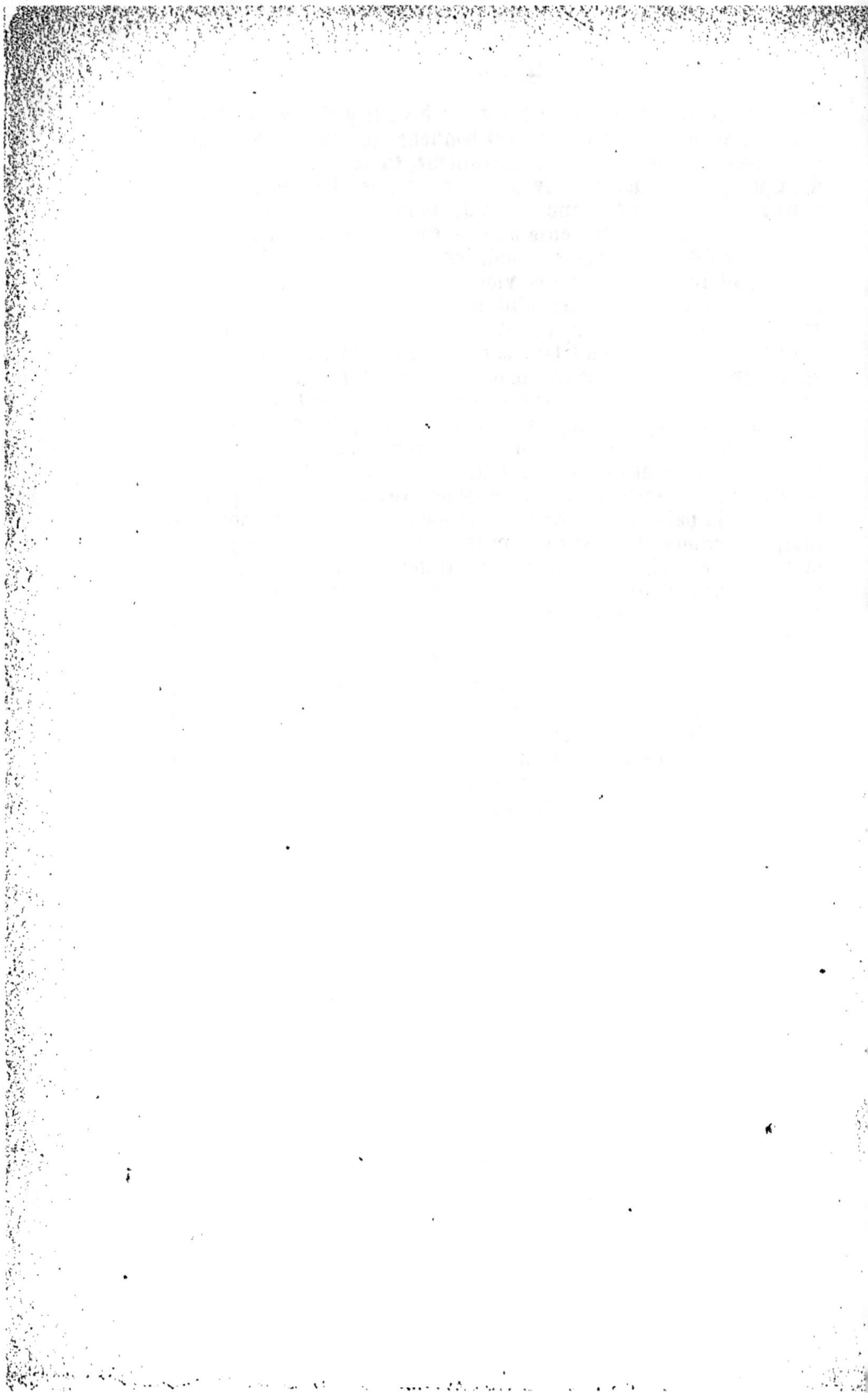

Mes idées, mes rimes, ma conscience
Les voici :
Tel que je le pense,
Mes amis,
Jusqu'à preuve contraire
Et reconnaissance à mon adversaire,
S'il me la donne, juste humanitaire,
Et pas de ressentiment s'il peut ou non le faire :
En troupeaux gardant,
En travaillant,
J'ai rimé comme j'ai su,
J'ai composé comme j'ai pu.
Mon but est de me faire comprendre,
D'être utile, bon et tendre,
Trop heureux
Si je le peux.

Allons enfants de la Nation,
Chantons l'hymne, la chanson
Demandons
A l'unisson,

Dieu, le peuple et la patrie,
Le travail et l'industrie,
Pain et vin en abondance, en abon-
                              [dance
Dans notre chère France.

Chantons,
Protégeons
La liberté, l'égalité,
L'humanité et la fraternité.

Chantons le devoir,
L'union, le vouloir,
Le droit et la science,
Tolérance, espérance.

Chantons l'indépendance,
Le progrès, la vaillance,
La sagesse, patience,
République, conscience.

Chantons la lumière,
Le vrai populaire,
L'honnête sincère,
Chantons sa lumière.

Chantons le bon sens,
Le vrai conciliant
Concorde, chantant
En avant, en avant.

Chantons le pardon,
L'amour, la raison,
La paix, l'instruction
Des peuples, nations.

REFRAIN.

Venez, avancez,   (bis)
Avant tout, mes amis,
Dans notre cher pays,   (bis)
Le monde, l'existence,
Là, toujours,
Dans notre amour,
L'univers, la splendeur,
La gloire, l'honneur.   (bis)

Chantons, éclairons
Le monde, les masses,
Tous les environs,
Le peuple et ses classes.

Chantons la dépêche,
Le savoir, la presse,
C'est là notre bien.
Chantons, citoyens.

Chantons République,
Faisons politique,
Peuple souverain,
Bienfaisant, humain.

Chantons opinions,
Cultes, religion,
Comme soutenant
Le peuple, son chant.

Chantons sur la terre,
Mort à la misère,
A tout esclavage,
Guerres et carnages.

Chantons populaire,
Peuples et frontières,
Nous sommes tous frères,
Non, non, plus de guerres.

Chantons, combattons,
Tyrans et fripons,
Mauvais potentats,
Tous ces coquins-là.

Chantons, secourons,
Malheurs, adversions,
Pauvres et souffrants,
Qui en a besoin.

Chantons, terrassons,
Enchaînons, lions
Brigands, assassins,
Méchants et vauriens.

Chantons, défendons
La patrie, la science,
C'est elle, marchons,
Le bien et la délivrance.

Chantons, détruisons
Le mal, l'ignorance,
Le crime, la vengeance,
La débauche, corruption.

Chantons, travaillons,
Cherchons, découvrons
Le bien, le nouveau,
Le grand et le beau.

Chantons le savant,
L'académicien,
Le bon médecin,
L'étudiant cherchant.

Chantons, écrivons,
Discutons, parlons,
La langue universelle,
Tout avec elle.

Chantons que l'armée
Soit bien vue, aimée,
Bien nourrie, traitée,
Bien disciplinée.

Chantons, mes enfants,
Payons largement
L'armée, le troupier,
Tous les officiers.

Chantons, bons soldat,
Paysans, villageois,
Trinquons et choquons
Et en amis buvons.

Chantons le travail,
Tout son attirail,
Vertus et douceur,
L'aimable bon cœur.

Chantons le vaillant,
Le bon méritant,
Payons-le gaiement,
Fort, abondamment.

Chantons, compagnons,
Tant que nous pourrons;
Tant que nous saurons,
Économisons.

Chantons, bon richard,
Savoir et pouvoir,
Qui fait travailler
Le peuple ouvrier.

Chantons le paysan,
Le bon travaillant,
Qui porte le blé,
Boire et manger.

Chantons bonne loi,
Juges, magistrats,
Défenseurs, avocats
Défendant le droit.

Chantons la santé,
Bonheur et gaieté,
C'est la propriété
La plus recherchée.

Chantons, braves gens,
Prenons le besoin,
Jamais le trop,
Ce gâte niveau.

Chantons la prudence,
Chantons prévoyance
Dans tout le présent,
Dans tous les courants.

Chantons la sagesse,
La modération
A la jeunesse,
Aux générations.

Chantons l'attention,
Et la réflexion,
Dans tous les moments,
Affaires et besoins.

Chantons bienfaisant,
Toujours profitant,
Le mal accompli
N'a jamais enrichi.

Chantons la justice
C'est la protectrice,
La paix, le bonheur,
Chantons sa grandeur;

Chantons, respectons,
Bénissons, soignons
Père et mère, parents,
Tous les bienfaisants.

Chantons constamment,
Soignons le courant,
Bon, reconnaissant,
Aimable et charmant.

Chantons la doctrine,
La bonne aventure,
Le vrai, la nature,
Mort à la torture.

Chantons ferme et fort
Toute abolition,
Toute destruction
De la peine de mort.

Chantons et traitons
En tout et partout
Nos semblables comme nous,
Cela nous devons.

Chantons, partageons
A tous un canton,
La terre et le sol
A Pierre ou à Paul.

Chantons, soutenons
Dans toutes oraisons
Que la propriété
Soit aimée et respectée.

Chantons pâturages,
Troupeaux, Labourages,
Vignes et prairies,
C'est là notre vie.

Chantons la finance,
Commerce, aisance
Dans la probité,
La sécurité.

Chantons, bon voisin,
Bon soir et matin;
L'accord et l'entente
C'est la vie charmante.

Chantons, s'instruisant,
Le savoir donnant
A tout les vivants,
Cela est charmant.

Chantons poliment;
Saluons gaiement
Le monde, les âmes,
Les messieurs, les dames.

Chantons la victoire,
L'honneur et la gloire
Des bons combattants
Toujours triomphants.

Chantons la défense,
Le chant, la puissance
De ces bons quatrains,
Rimes et refrains.

Chantons et prions,
Toujours demandons
Le vrai nécessaire
Tout à la prière.

Vive, vive la science
C'est notre délivrance,
C'est notre indépendance
Et le bien la Clémence,
C'est elle, marchons,
La paix, le bonheur,
La gloire, l'honneur,
L'amour, la raison,
La force, l'union
Des peuples, nations.

Dans toutes les consciences,
L'univers, l'existence,
Détruisons l'ignorance   (bis)
C'est la cause de nos souffrances,
De toute l'indigence,
Du mal, de la vengeance,
C'est la cause de l'esclavage,
Des guerres et carnages,
Des malheurs, adversions,
Crimes, désolations.

Vive, vive la Gascogne;
Vive les Auscitains,
Courageux citoyens,
Sans peur et sans vergogne,   (bis)
Caractère charmant.
Bienfaisant et riant,
Le peuple soutenant.
En avant, en avant,
Vive les bons Gascons,
Ses amis, ses voisins
Défendant la nation,
Le peuple souverain,
Le bon républicain
Son chant et son refrain.

Laissons le Pape libre, tranquille dans ses croyances, demeure au Vatican,
Ainsi que moines et moinesses dans leurs cellules et couvents,
Ainsi que prêtres, rabins, juifs, israélites, protestants,
Tout le monde, croire, douter, nier, comme il le voit, comme il l'entend.

En pleine liberté,
Sans être athée,
Dans la France,
L'univers, l'existence,
Liberté de conscience,
Liberté de croyance.
A tout vivant
Liberté de penser,
De croire, de douter.
Tolérance en avant,
Laissons, respectons
Toutes les croyances et religions,
Mais combattons, détruisons
Toutes religions et opinions
Guerrière et féroce,
Barbare et atroce;
N'abolissons pas le budget des cultes,
Mais qu'il soit diminué,
Ainsi que celui des adultes,
Trop rétribué;
Et avec cet excédant
Et autres avenant,

Secourons,
Soignons
Le pauvre, le malade, le souffrant
Et qui en a besoin.
Payons largement, sûrement et juste-
                              [ment
L'armée et le soldat vaillant;
Et sous la voûte du firmament,
Elevons convenablement,
Donnons une position,
Du pain, un abri et l'instruction,
Aux orphelins aux orphelines.
Pauvres enfants à plaindre, aban-
                              [donnés
A toutes les rigueurs de la vie, de la
                              [misère, de la pauvreté,
Et à toutes avantures et malheurs
                              [lancés,
Et dont les trois quarts de ces inno-
                              [cents méprisés,
Sont les fils et filles
Méconnus, repoussés, déshérités,

De ces honorables trop insensés,
Trop glorifiés,
Trop bien payés.
Orphelins, orphelines mes amis,
O mes bien aimés chéris,
Soyez les bien venus,
Les bien vus,
Entendus,
Secourus,
Elèves protégés, respectés,
Honorés dans notre société;
Oui mes amis à cela vous avez trible
[droit,
Et en suivant la justice, la raison et
[la loi,
Vous avez aussi droit à tout bien ici-
[bas,
Et non d'être bâtard et parias.

Dans l'univers sous sa voûte,
Tous et toutes
Sont libres, égaux,
Grands fiers et beaux
Devant le droit,
Devant la loi;
Aussi je vous dis franchement,
Sans aigreur ni méchamment.
Sans rancune ni ressentiment,
Que je comprend très bien,
Qu'en ce monde il y ait des gens,
Qu'il y ait des humains,
Grands et petits,
Bien faits ou non,
Peureux, poltrons,
Courageux, hardis,
Plus ou moins forts et savants,
Plus ou moins faibles et éloquents.
Je comprend qu'il y ait des riches à
[millions,
Ayant un nom, honneurs, châteaux
[et maisons,
Quand fortunes, vertus mérites et
[raisons,
Que tous et toutes soit égaux ou non;
Que l'on naisse n'importe comment,
N'importe ou et quant,
En janvier, décembre ou octobre,
Je ne comprend pas qu'il y ait igno-
[rants et pauvres!

J'appelle pauvres qui en travaillant
Et raisonnable, honnête, étant,
N'ont pas du pain à manger, de quoi
[se soigner,
C'est là plaindre l'esclave sans liberté,

Cela est injuste, inhumain,
Excitant, vilain,
Honteux,
Dangereux,
Pour notre société,
Vite, il faut y remédier;
A chacun, à chacune
Sa part de la cité,
Son droit, sa liberté,
Sa part de fortune,
Comme Dieu la donne,
A tout naissant, venant dans ce monde
[organisé.

Si cela n'est pas ainsi,
C'est que les tyrans l'on arraché et
[ravie.
Peuple, revendiquons nos droits;
Plébéiens, révisons nos lois.
En agissant ainsi nous verrons le pays,
[la France,
Ces enfants, habitants,
Unis, heureux, contents.
En paix amis prospérez,
Défendez, régénérez, peuplez;
Je vous le dis,
Quand cela sera ainsi,
Si la vie,
Liberté ou patrie,
L'ennemi voulait nous prendre,
Voulait nous ravir,
Nous serions tous et toutes là pour
[le combattre,
Démolir et abattre,
Et si par malheur il commençait à
[nous surprendre,
S'il commençait à nous saisir,
Plutôt que de l'attendre,
Plutôt que de nous rendre,
De lâcher de finir,
De nous avilir,
On verrait tout brûler, détruire
Et même périr;
Voyez quelle possible,
Quelle force terrible, irrésistible.

Que la magistrature, juges et jurés,
Soit bien organisés, bien administrés,
Que tous ces membres soit bien choisis,
Cherchés, suivis,
Dans l'honneur, la conscience, la
[probité,
De la bonne et honorable société,
Et avant d'entrer en fonction,
Il est utile indispensable et bon,

Que tous ses membres passent un
[examen,
Pour prouver qu'ils sont bien,
Compétents, capables,
De l'honneur, de leurs devoirs équi-
[tables,
De bien juger,
D'acquitter,
Ou condamner,
L'accusé,
Dans les affaires, le monde, l'univers,
' [la nature;
Qu'y a-t-il de plus grand, honorable,
[respectable,
Bon, utile, indispensable, responsable,
Sacré et délicat,
Que les juges, la magistrature,
Les défenseurs, les avocats.

Je suis célibataire,
Bientôt retardaire,
Quarante ans s'approche
A pas de géant,
Et sur ma tête accroche
Les cheveux blancs;
Ne connaissant guère,
Le mariage,
Son affaire,
Son usage,
Sa condition,
Mais voici mes raisons,
Mes réflexions,
Sur sa délicate position,
Avant de se marier,
Il faut réfléchir
Sur le passé, le présent, l'avenir;
Il faut voir, regarder,
La personne, ses vertus, ses qualités,
Si elle convient, et sont telles que
[vous désirez,
Sans être trop exigeant,
Sur tous les points,
Mais assez convenablement,
Pour son goût satisfaisant,
Il faut être chercheur, sévère, exigeant,
Sur la santé, la pureté du sang,
C'est là, oui vraiment,
La vie, le bonheur, le contentement;
Mieux vaut homme ou femme sans
[argent,
Sans fortune souvent,
Que de l'argent sans homme, sans
[amant,
Sans femme, sans maîtresse, sans
[gent;
Et cependant, malheureusement,

Peu agissent à présent,
Mais aussi que voit-on,
Je n'ose le dire, réfléchissons,
Il faut voir premièrement,
Si on a suffisamment,
Santé, bonté, gaîté,
Amour, probité, liberté,
Besoins, idées, raison, purement,
De se marier et d'agir loyalement,
Si on a pain, habillement,
Vertus, abri, logement.
Si on est vaillant,
Econome, prévoyant,
Si vous avez cela, oui mariez-vous,
Librement, à votre goût,
Et ensuite vivez continuellement,
Simplement, gaîment,
Honnêtement, franchement.
Amicalement, heureusement,
Et peuples, régénère fortement,
Le monde, la terre, l'univers entière-
[ment,
C'est là le plus grand des devoirs,
Des biens, des vouloirs,
Et soyez-en récompensés,
Honorés, glorifiés,
Mais si de tout cela,
Plus haut nommé,
Vous n'avez aucunement,
Ne vous mariez pas,
Ne faites pas accouplement;
De vos rejetons ne peuplez pas la cité,
De l'action du mariage, éloignez-
[vous-en,
Promptement, complètement,
Pour le moment,
Malgré le besoin,
Et attendez patiemment,
Constamment, sûrement,
Un meilleur vent,
Plus humain et vivant,
Car tout vient à bout avantageuse-
[ment,
A celui qui cherche, qui sait attendre,
Prendre et comprendre,
Les choses et le temps.
Ne vaut-il pas mieux agir ainsi,
Que par sa faute étourderie,
Mettre au monde, à la vie,
Des enfants chéris;
Epouse, père et mère,
Sœurs et frères,
Epoux, parents,
Que de les rendre malades, languis-
[sants,
Misérables, souffrants,
Esclaves, ignorants,

Et à la merci des malheurs,
Aventures, horreurs;
Ainsi que des passions et caprices des
[tyrans,
Des brigands, chenapans,
Mais si malgré vos intentions,
Dévouements, combinaisons
Il vous arrive contraditions,
Malheurs, adversions,
Faites-vous modération, résignation,
Cherchez-en la guérison,
Dans le bien, dans la raison,
La science, l'instruction
Vous la trouverez certainement,
Toujours abondamment;
S'il vous arrive des rejetons,
Des anges, papillons,
Des petits agneaux,
D'innocents marmots,
Qu'ils soient toujours les bien venus,
Les bien vus, entendus, secourus,
Caressés, flattés,
Les bien aimés,
Ne les faites pas souffrir,
Maltraiter, périr,
Au contraire aimez-les,
Soignez-les, élevez-les,
Aussi humainement que vous le saurez,
Aussi proprement que vous le pourrez,
Faites-en des bons cœurs, des citoyens,
Un peuple, genre humain,
C'est là la vrai, la plus juste, la plus
[grande des victoires,
Des devoirs, des mérites, des vertus,
[des honneurs et des gloires,
Bon, législateur, administrateur,
Bienfaiteur, protecteur, chercheur,
A toutes ces difficultés,
Misères, calculs, inégalités,
Qui diminue, qui dévore la société,
Vous pouvez remédier,
Guérir, réparer,
Sur cette terre,
Nous vous supplions de le faire,
Au nom et pour l'humanité,
Et il vous en sera dû,
Reconnu,
Rendu,
Bien, amour, mérite et vertus,
Hommages, gloire, honneur,
Et sublime grandeur.
En finissant,
En terminant,
On me pose la question,
On me demande mon opinion
Sur le divorce,
De suite je réponds :

Que je ne connais pas son utilité, sa
[force,
Son mauvais, son bon,
Que je n'en suis pas partisans,
Surtout à cause des petits enfants,
Et voilà qu'en réfléchissant,
Qu'en approfondissant
Sans pouvoir m'en sortir,
Je suis obligé de dire
Qu'il me semble que si le divorce
[existait,
Que si le divorce était
Qu'on ne verrait pas tant de désunions,
D'hypocrisies, de dégradations,
De gredins, de vauriens,
De crimes, d'assassins,
De tapage, de tripotages
Dans certains ménages.
Est-ce que je le dis vrai? Et le bien?
Je m'incline, je n'en sais rien.

Qui que tu sois,
Sur la terre,
Dans ce globe ici-bas,
A personne
N'aie confiance,
Sans borne
Et extrême
Pour ton bien, ta conscience,
L'avenir, le sérieux, les affaires,
En tout temps, en tout lieu
N'aie toute confiance qu'à Dieu
Et ne compte que sur toi-même.

Grands propriétaires terriés,
Si vous ne pouvez
Travailler vos propriétés,
Vendez-les ou convertissez-les
En prairies,
En troupeaux, bergeries,
Et vous y gagnerez.
Ces terres moncelées,
Ainsi arrangées,
Porteront ce qu'elles doivent porter
Et abandamment donner
Pour nourrir les habitants, la Société;
Il est juste et sensé,
Plus que prouvé,
Qu'à l'avenir
La terre doit appartenir
Et appartiendra
A qui la travaillera.
Toujours étudions,
Toujours apprenons
A connaître la science, l'industrie, le
[commerce, la terre,

Et nous ne mourrons jamais de faim
[ni de misère.
Ces quatre donnent tout à nous,
Ces quatre enveloppent et mangent
[tout.

Dieu seul est maître,
Dieu seul est souverain,
Créateur des êtres,
Père du genre humain,
Bon, juste, grand,
Immense, tout puissant,
Et quand tout on le voit bien
Et sans pouvoir le saisir dans rien.
A Dieu tout : amour hommages, hon-
[neur et gloire en avant;

En tout lieu et en tout temps,
A la reine création,
Au bien reconnaissons,
A la nature oui chantons,
Au peuple, à la gloire rendons
Amour, honneur, bénédiction,
Admiration et réflexion.
Honneur au bienfaiteur,
A la bienfaitrice,
A l'instituteur,
A l'institutrice,
Au bon méritant défendant,
Soutenant, secourant
Le pauvre, le malade, le souffrant,
L'orphelin, le d'héscrité et qui en a
[besoin.

Honneur à tous ceux et celles qui ont défendu, défendent et défendront, com-
[battront
Pour le bien, le devoir, le peuple, la patrie, la science, l'humanité, la justice,
[la raison;
Honneur à Hypocrate,
A Galiléo, à Socrate,
A tout bon, franc, honnête et vaillant médecin,
Chirurgien, pharmacien;
Honneur au sage Solon,
A Vercingétorix, à Cicéron,
A Caton d'Utique,
A Descartes, à Platon,
A Guillaume Tell, à Washington,
A tous ces bons patriotiques,
A Cuvier, à Buffon,
Et admirons, bénissons, glorifions
Tous ceux et celles qui ont fait le bien et le bon
Et mérité le Panthéon
Comme Littré et Michel de l'Hôpital,
Comme les bienfaiteurs et destructeurs du mal;
Honneur à Voltaire, à Jean-Jacques Rousseau,
A La Harpe, à d'Alambert, à Condorcet, à Diderot,
A tous ces bons compagnons
Et vaillants champions,
A tous les acolytes,
A tous les prosélytes
Qui marchent sur ses traces,
Qui vénèrent leurs faces;
Honneur à Montesquieu et à Boileau,
Bons républicains, et à Mirabeau,
Au général Hoche et Marceau
Et à l'abbé Gabriel, prêtre, bon, sage, sublime et beau,
Honneur à Barras,
A Beaurepaire, à Villars,
A Kléber, à Manin,
A Chauvin, à l'abbé Simourdin,
A Rouget, à Chénier,
A tous ces bons poètes et vaillants guerriers,
Et soyons juste, reconnaissant,

Admirons, honorons l'ennemi, comte de Lantenac,
Fanatique, mais courageux, bienfaiteur, auvergnat,
  Qui en combattant,
  Et contre nous marchant,
  Et au risque de sa vie, oui,
Du feu il sauva deux petits enfants,
Qu'il savait fils de ses ennemis,
Honneur à tous ceux et celles qui ont agi ainsi,
Qu'il soit de n'importe quelle opinion et parti.
  Honneur à Camille Desmoulins,
  Grand révolutionnaire,
  Prolétaire, populaire,
  Et boute-en-train,
  Criant : Peuple à la Bastille,
  Allons délivrer ces victimes, ces filles,
  Qu'on fait souffrir cruellement, atrocement,
  Qu'on traite et fait périr, barbarement,
  Honneur à tous ceux et celles qui l'ont suivi,
  Et aider à détruire la barbarie,

Et puis voyons,
Regardons réfléchissons,
Si Marat, Robespierre et Danton,
Si les enfants de la Révolution,
Si dans ces temps terribles,
Lamentables horribles,
Non pas être utiles, indispensables
    [et bons,
Pitoyables, secourables,
Sublimes, méritables,
Pour le bien, le peuple, la patrie, la
    [nation,
La justice, l'humanité, ces enfants,
La science, la liberté, la nature,
Le progrès, le commerce, l'industrie;
    [l'agriculture,
Qu'ils ont défendu,

Soutenu, rendu,
Libre, puissant,
Grand, humain, vivant, bienfaisant,
A jamais pour tous les temps,
Et qui alors étaient esclaves, bâillonnés,
Tués, assassinés,
Brûlés vivants,
Par les tyrans, brigands, chenapans,
Honneur à Michelet,
A Martin, Bernard, à Lammenais,
A tout bon méritant et méritant
    [connus,
Amis ou ennemis,
Oubliés ou omis,
Du passé, du présent, de l'avenir, de
    [l'inconnu.

Honneur au grand et bon président de la République,
Protégeant, défendant le peuple, la patrie,
Son bien, son honneur, sa dignité, sa vie,
Le travail, commerce, agriculture, industrie, la cause publique,
Au bon franc, honnête et vaillant ministre populaire,
A tous ceux et celles qui soutiennent le bien faire,
Aux bons, francs, honnêtes, vaillants généraux,
Aux bons, francs, honnêtes, vaillants, amiraux,
Comme Lafayette, Villaret-Joyeuse, Lannes de Montebello,
Au bon, franc, honnête, vaillant soldat et drapeaux,
Salut, honneur et sublime grandeur,
Ainsi qu'un bon, franc, honnête, vaillant député,
Législateur, sénateur, administrateur,
Bienfaiteur, protecteur, défenseur,
Du bien, de la patrie, de l'humanité,
Du peuple, de la science, liberté,

De l'égalité, fraternité,
De la vérité, probité,
De la République, société;
De la sagesse, sécurité,
   Comme le sont
   Et le font,
David, Luro et Descamps, de la Gascogne cité.

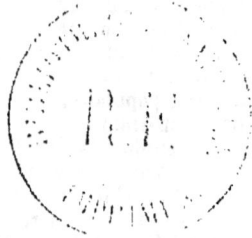

———

MANIÈRE DE SE SERVIR DE CE LIVRE

Ce livre est presque tout entier composé de recettes et formules de médecins, princes de la science, et on peut s'en servir avec toute confiance.

Pour ce que j'ai dit de faire ou de prendre, tout est bon et sans danger; j'en ai fait l'expérience, la plus grande part pour moi-même.

Eau saintonge, ammoniaque, éther, que de fois je les indique en petite quantité comme alcalisant, c'est-à-dire mêlées avec de l'eau pure ou tisane; ce mélange se fait avec quelques gouttes de l'un de ces trois liquides dans un verre d'eau ou tisane; ne jamais prendre l'eau saintonge, l'ammoniaque et l'éther pure ni en quantité, ni ensemble, ni en abuser; quand on prend un peu d'ammoniaque ou d'éther, n'en mettre que quelques gouttes seulement (2,345) de l'une de ces deux sortes avec un verre d'eau; prendre cela rarement, avec précaution et prudence afin d'éviter tout accident. Si par extraordinaire vous êtes malade par suite de ces liquides, chose rare mais non impossible, vous trouverez dans ce livre : *Empoisonnement par les alcalis et l'éther*, de quoi vous guérir de suite. Pour les tisanes que j'indique, les faire d'abord faibles, avec quelques grammes d'herbe et par litre d'eau ou suivant le besoin; résultats obtenus, on les continue en augmentant, puis on les cesse. De presque toutes ces tisanes, j'en ai pris à volonté, sans inconvénient et obtenu les meilleurs résultats. Nulle part je ne fais médecine ni concurrence aux médecins, mais simplement dans ce livre je donne des conseils pour faire connaître les bons résultats obtenus et secourir au besoin en attendant l'homme de l'art.

NOTE DE L'IMPRIMEUR

L'imprimeur, prié par l'auteur de se conformer exactement au texte qu'il a écrit, dégage toute responsabilité pour les fautes grammaticales ou orthographiques qui pourraient se trouver dans ce livre.

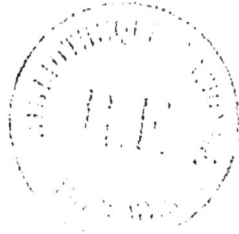

Auch, imprimerie et lithographie G. Foix, rue Balgaerie.

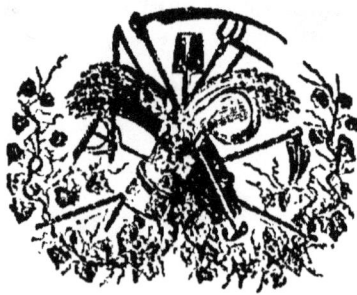

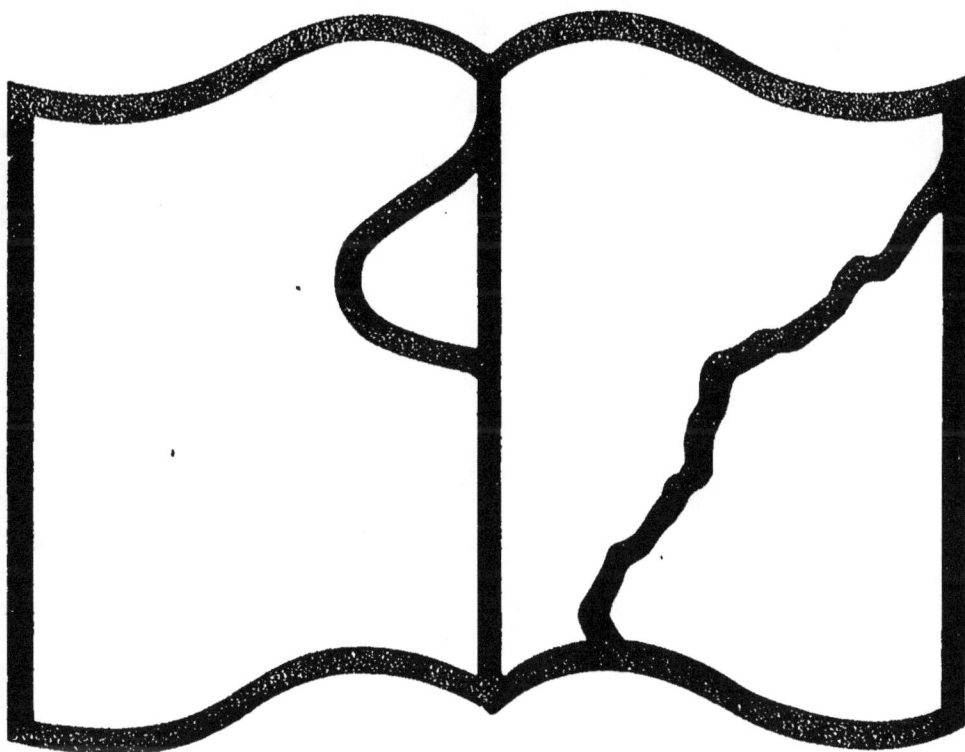

Texte détérioré — reliure défectueuse

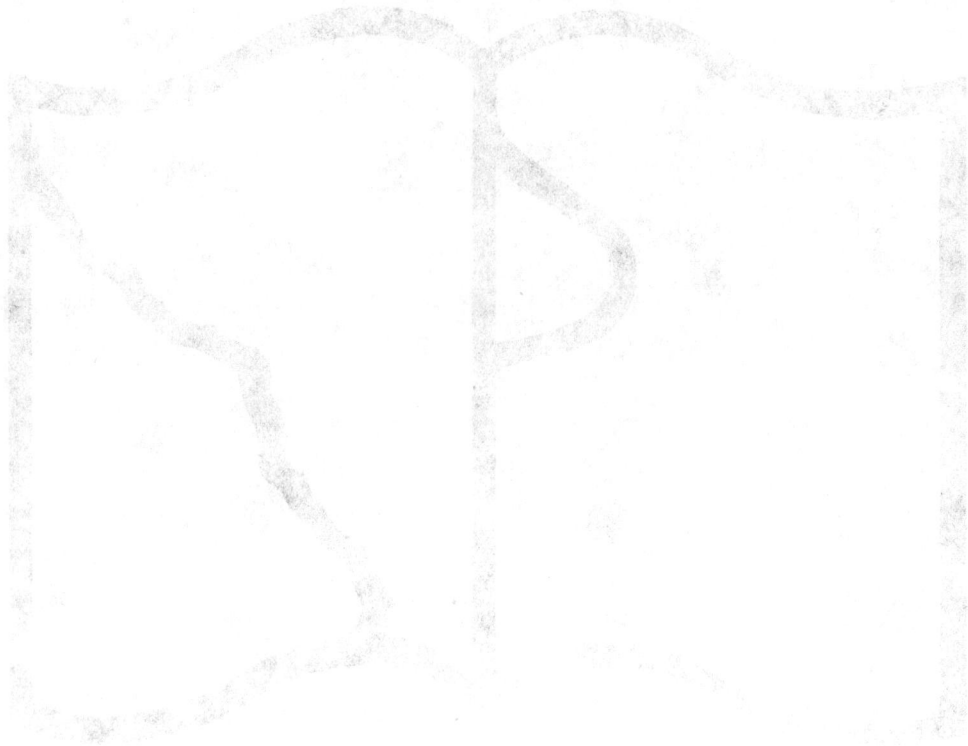